燃脂、降三高、預防肌少症
每天30分鐘三週立即見效

【全圖解】

核心逆齡
節拍超慢跑

徐棟英——著

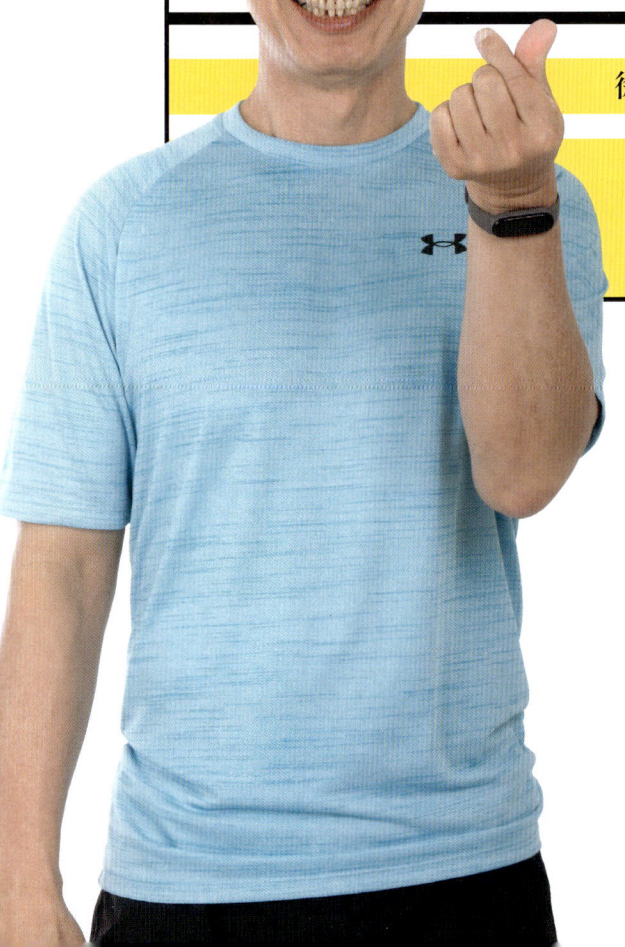

目錄

> 〔作者序〕如果你已經跑起來，那麼請你一起把核心肌力「棟」起來 ……… 004

〔第一章〕
要有肌力才有活力
——開始核心肌力訓練

> 身體警報響起，要活就要動 ……… 006
> 可以堅持且樂此不疲的「五好」運動 ……… 007
> 簡單快速輕鬆的自我肌力檢測 ……… 008
> 保密防跌，從訓練核心肌群開始 ……… 010
> 當自己的私人教練，隨時隨地自我訓練 ……… 012
> 核心逆齡節拍超慢跑完整課程內容 ……… 014

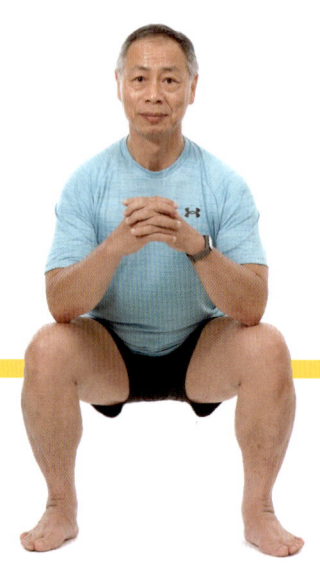

〔第二章〕
核心逆齡節拍超慢跑

暖身

| 01 | 深蹲 ……… 016 |
〔初學者〕門把深蹲 ……… 018

| 02 | 肩背伸展 ……… 020 |
〔初學者〕爬牆肩背伸展

| 03 | 立姿轉體 ……… 022 |

| 04 | 躺姿轉體 ……… 024 |

核心訓練

| 05 | 捲腹 ……… 026 |
〔初學者〕抱膝捲腹

| 06 | 手碰腳跟捲腹 ……… 028 |
〔初學者〕入門坐姿手碰膝捲腹
初階站姿手碰膝捲腹

| 07 | 腳踏車捲腹 ……… 030 |
〔初學者〕入門坐姿腳踏車捲腹
初階站姿腳踏車捲腹
中階單腳腳踏車捲腹

| 08 | 屈膝伸腿 ……… 032 |
〔初學者〕單腳屈膝伸腿

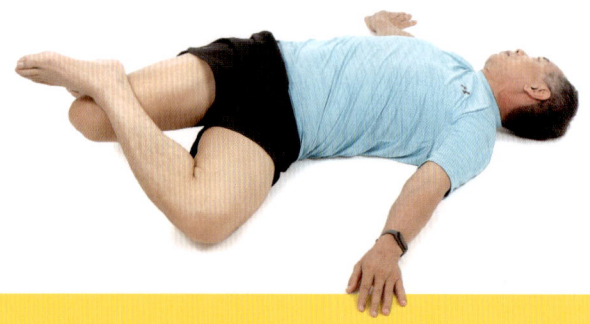

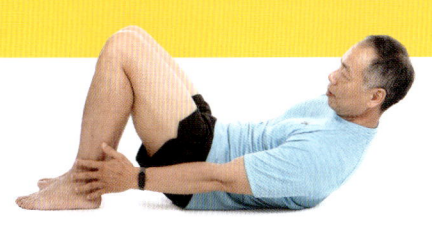

09	直膝舉腿 ……… 034
	〔初學者〕單腳直膝舉腿
10	V字捲腹 ……… 036
	〔初學者〕抱膝V字捲腹
11	左右側棒式 ……… 038
	〔初學者〕雙手撐地側棒式
12	橋式 ……… 040
13	抱膝滾背 ……… 042
	〔初學者〕抱大腿滾背
14	伏地推撐 ……… 044
	〔初學者〕入門跪膝肘撐
	初階直膝肘撐
	中階跪膝掌撐
15	俯臥肩背伸展 ……… 046
16	俯臥肩背臀伸展 ……… 047
17	眼鏡蛇式 ……… 048
18	俯臥抬腿 ……… 049
19	棒式 ……… 050
	〔初學者〕跪膝棒式
20	腿部間歇有氧平衡訓練 ……… 052
	(1) 原地踮腳尖跑 ……… 052
	〔初學者〕扶牆踮腳尖跑
	(2) 原地抬腿跑 ……… 053
	〔初學者〕扶牆抬腿跑
	(3) 雙腳側併步跳躍 ……… 054
	〔初學者〕扶牆雙腳側併步跳躍
	(4) 開合跳 ……… 055
	〔初學者〕扶牆開合跳
	(5) 蹲跳 ……… 056
	〔初學者〕扶牆蹲跳

間歇訓練

節拍超慢跑

節拍超慢跑 ……… 057
▶ 核心逆齡節拍超慢跑──動作總表 ……… 060
▶ 核心逆齡節拍超慢跑──動作總表（初階版）……… 062
▶ 核心肌力訓練──CP質最高的菜單 ……… 064

〔第三章〕
對症加強鍛鍊
──緩解症狀、消除病痛

▶ 活化髖關節，解除腰痠背痛 ……… 066
▶ 解除肩頸痠痛、預防偏頭痛、五十肩 ……… 068
▶ 改善起身下床困難，3動作預防老後臥床 ……… 069
▶ 走路經常跌倒！降低跌倒風險的不倒翁訓練 ……… 070
▶ 減少內臟脂肪、降三高、改善失眠問題 ……… 071

〔附錄〕**成功實例**
▶ 甲狀腺功能低下症＋肌少症 ……… 072
▶ 帕金森氏症＋肌少症 ……… 073
▶ 職業駕駛三高問題 ……… 074
▶ 肥胖＋呼吸中止症 ……… 075

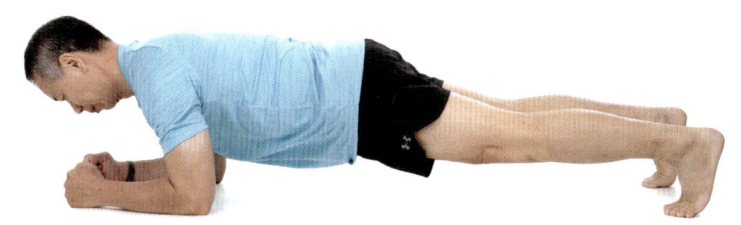

作者序

如果你已經跑起來，
那麼請你一起把核心肌力「楝」起來

過去這兩年因為出版了第一本書《核心逆齡節拍超慢跑》，讓我教學生涯有了很大的變化，除了增加許多媒體採訪的邀約外，也有更多機會到各地演講，我更深刻體會這項運動對需要健康的人來說真的成效顯著，讓我十分感動。

「超慢跑」這幾年已經成為全民熟知的運動。我常在網路上看到許多網紅會拍攝影片分享；跟朋友出去用餐，席間突然聽到節拍器的聲音，原來他們也在分享超慢跑運動。甚至在疫情解除後，恢復出遊旅行，當有人從身旁跑步經過，我也聽到節拍器的聲音，如今，更有大型慢跑活動，新增「超慢跑組」，而且很多人報名參加，感覺超慢跑已經是老少咸宜的全民運動。

感動的回饋

我在臉書建立的社團，也累積了六、七萬人，看著大家熱情的回饋，我總是滿滿的情緒，除了感激，更多的是欣慰。還記得，有次分享會結束時，有一位朋友來到我的面前，他告訴我自己已經中風兩年，復健了兩年，原本都無法自行過馬路，許多次在過馬路時會恐懼不安。但自從開始超慢跑，現在的他可以連續跑完一個小時，他說他一定要到現場來跟我說謝謝。這種感動直到活動結束，遲遲無法放下，我打電話給出版社總編輯，告訴她說：「我們出書，真的做對了一件事。」

同時，還有更多人不斷分享，他們很有毅力的一直訓練，真的瘦下來了，體重不斷減少，身體健康指數恢復正常，因為減重，更讓自己變得非常有自信，這些都是大家願意給自己一個機會，相信這項運動，不放棄持續努力才獲得的成果。

我女兒有時候會說爸爸你最近太累了，但我總是告訴她：「我做得很開心」。看到很多人，因為這項運動讓身體更健康，許多病症獲得改善，甚至改變對人生的想法，這都是我繼續推廣這項運動的堅定動力。

再次出書的動力

謝謝大家跟著我一塊跑起來，現在，我希望你們更加進階，跟我一起把「核心肌力」練起來。這套「核心肌力訓練」是我精心規畫的全方位訓練，歷經20年的教學，反應效果非常好。在這本書中，拍攝了上百張照片，圖解每個動作，讓你能一目了然每個核心肌力訓練的重點部分。再配合QR Code點選影片輔助，你們就可以隨時跟著我一起練習。

另外，這次書中，我花了很多時間把這兩年學員上課時遇到的問題整理出來。特別針對初學者，或是身體機能還不足夠的人，設計22個初階動作，可以讓初學者不要太受挫折，也能訓練到重要的核心部位，這也是這次出版最想要強調的部分：**不是準備好才能開始運動，任何人任何時刻都可以運動。**

我沒有辦法成為每個人的私人教練，但有了這本書，我就可以隨時陪伴大家一起運動，隨時隨地把核心肌力練起來，在接下來的每個片刻，讓我們一起把健康「楝」起來，我們共同努力！

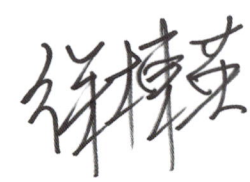

〔第一章〕

要有肌力才有活力
——開始核心肌力訓練

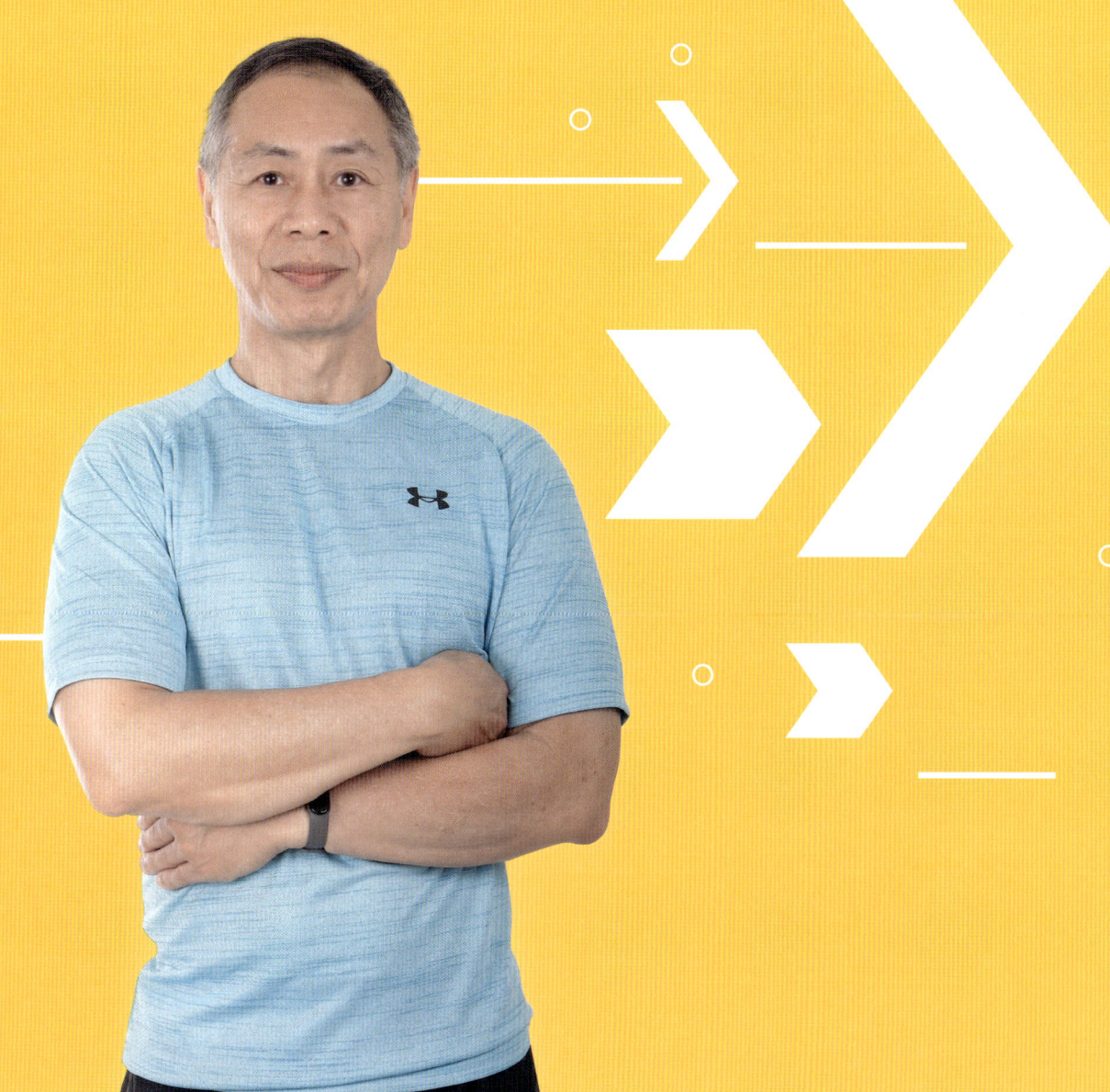

身體警報響起，要活就要動！

身體是非常奧秘的。隨著年齡增長，肌肉生長的速度變慢，但流失的速度卻是加快的，只要不訓練，就會加速身體的衰退。如果可以持續鍛鍊，維持肌肉量與柔軟度，就能緩解身體的病痛。

身體的警訊

在日常生活的行動中可以自我觀察，自己是不是開始出現衰老的症狀。

1. 走路的步幅越來越小

年輕時，走路很快，因為核心肌肉有力，動作移轉很快，走路速度自然就可以加快，不會有困難。但是當肌肉力量開始衰弱，步伐就會跨不出去，呈現類似**企鵝走路**的態勢。

2. 駝背

日常生活中，我們經常會被提醒走路要「抬頭挺胸」，坐姿要端正，不可以「彎腰駝背」，就是生怕駝背會影響身型；但如果本來沒駝背，突然出現駝背時，需要留意**胸大肌是否開始弱化**，對於肌力的問題要提高警覺。

3. 長期的腰痠背痛

肌力開始衰退的進程：肌肉痠痛→肌肉纖維化→關節退化、惡化，接著必須進行人工關節手術。因此在**肌肉產生痠痛**的階段，就要開始運動，鍛鍊核心肌力。

4. 身體出現疼痛，行動力受限

日常生活的行動力受限，包括：在床上無法起身、上下樓梯腳沒有力氣、坐矮凳子時會跌倒，或是使用蹲式馬桶有困難等，這些都是**身體機能衰退的跡象**。

5. 體重的變化對血壓與肌肉量有監控的效果

運動員的第一條件就是要做好體重管理，常常必須跟體重的數字斤斤計較，因為體重會影響我們血壓的變化，體重增加時，血壓的數值自然會上升；若是體重突然減輕，有可能會是肌少症的前期徵兆。所以，建議**每天都要量體重**，關注體重的變化，即使僅有正負1公斤時，我們都要警覺。

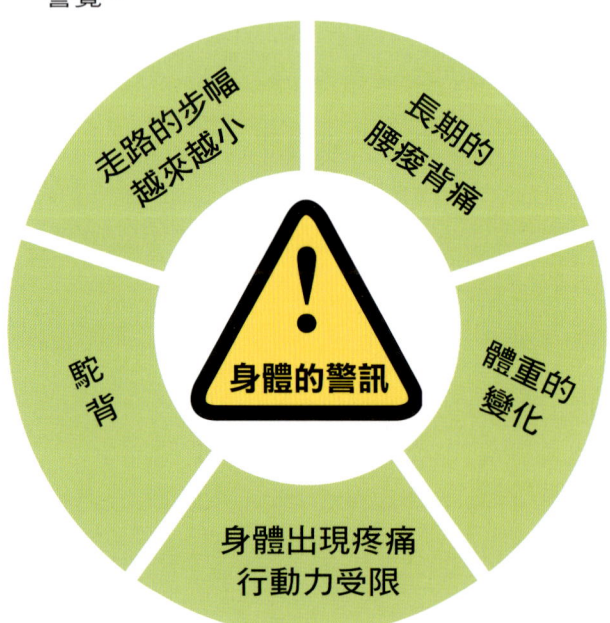

可以堅持且樂此不疲的「五好」運動

在臉書「我愛節拍超慢跑」的社團中，常看見學員分享每天努力的成果，這些自動自發的「動起來」，我看了真的很感動。運動健身的方式不勝枚舉，跑步、瑜伽、重訓、飛輪等，我們往往都在找尋適合自己且能夠堅持下去的運動，這麼多年的教學經驗累積，我認為可以由以下的指標來評估：

一、睡眠品質變好

睡眠對身體健康的重要不用多說，但因為生活、工作或年齡的關係造成睡眠問題的人非常多。所以一個好的運動，我覺得是能讓你提升睡眠品質。

二、精神變得好

有人睡很久但早上起不來，或是起床後還是覺得累，我們並不需要找一個讓自己精神更累的運動，因此只有能讓你的精神變好的運動才是你想繼續堅持的關鍵。

三、行動力變好

仔細想想，在做這個運動之前，你的身體有什麼不舒服？頭痛、腰痠背痛、膝蓋不舒服嗎？運動一段時間後，你的問題是否有改善？倘若身體病痛都獲得改善，這項運動就不該放棄。

四、身型變得好

運動前屬於肥胖的中廣、酪梨身型，抑或是肌少排骨身型，而好的運動能讓你增肌減脂，雕塑完美身型。

五、體檢報告變好

透過一個好的運動能夠讓你的體檢報告數值變好，如血壓、血糖、血脂等慢慢穩定下來，最後讓醫生幫你停藥。

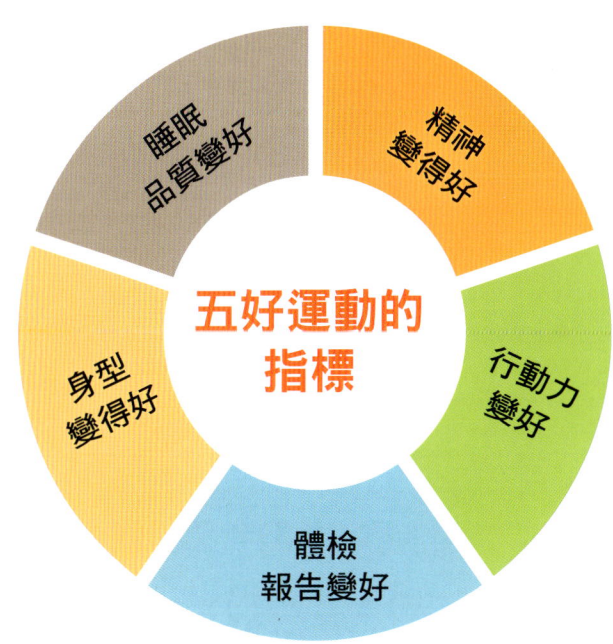

簡單快速輕鬆的自我肌力檢測

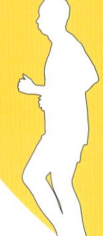

如果我們到健身中心常會利用In Body機器檢測分析身體的組成，可以測量出身體的脂肪量、骨骼肌重或是水分的分布，提供精細的數值。但其實在日常動作中，我們也可以藉由特定的動作，快速且輕鬆的自我肌力檢測，了解身體的肌力狀況。

上半身自我肌力檢測的動作：等長捲腹

許多年長者、肥胖或偏瘦者，最常出現上腹部的肌力不足而無法起身或起身困難，這時會用肩背肌肉施力，導致產生代償作用，容易肩背痠痛，藉由等長捲腹的動作，我們可以同時觀察上腹部與肩背肌群的狀態。

正確的動作示範

STEP 1 ▸ 捲腹上來，手指盡量往膝蓋方向爬，腹部收緊，頭跟肩膀往上抬起。

STEP 2 ▸ 手掌停在最高點60秒，請維持正常呼吸，不要憋氣。肩頸上來時腹部肌肉收緊。

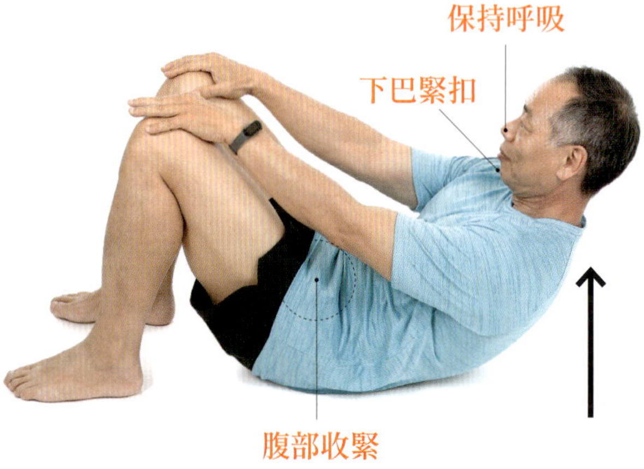

保持呼吸
下巴緊扣
腹部收緊

肌力不足的狀況

☐ 手掌停在最高點不超過20秒。
☐ 腹部肌力不足，會由肩背肌肉代償。
☐ 會有呼吸不順、痠痛或是暈眩的現象。

下半身自我肌力檢測的動作：直膝舉腿

下半身肌肉無力、關節疼痛，上下樓梯需要靠手部力量拉著扶手，還有從座椅、沙發站起來，以及上下車等日常動作，覺得相當吃力。有可能是下腹部弱化，直接影響髖關節活動能力，迫使腿部代償，進而影響膝關節，直膝舉腿的動作會很明顯的看出下半身肌群是否有弱化的狀況。

正確的動作示範

STEP 1 ▸ 雙腳必須併攏，盡量不要分開，要靠腹部的核心肌肉收縮，吸氣將腳緩緩舉起。大腿直膝慢慢抬至垂直90度。

STEP 2 ▸ 吐氣，將雙腳慢慢伸展出去，膝蓋伸直，雙腳盡量貼近地板不落地（2公分至10公分）。

肌力不足的狀況

☐ 雙腳舉起直膝角度大於90度。
☐ 雙腿往地面伸展時，無法貼近地板不落地。

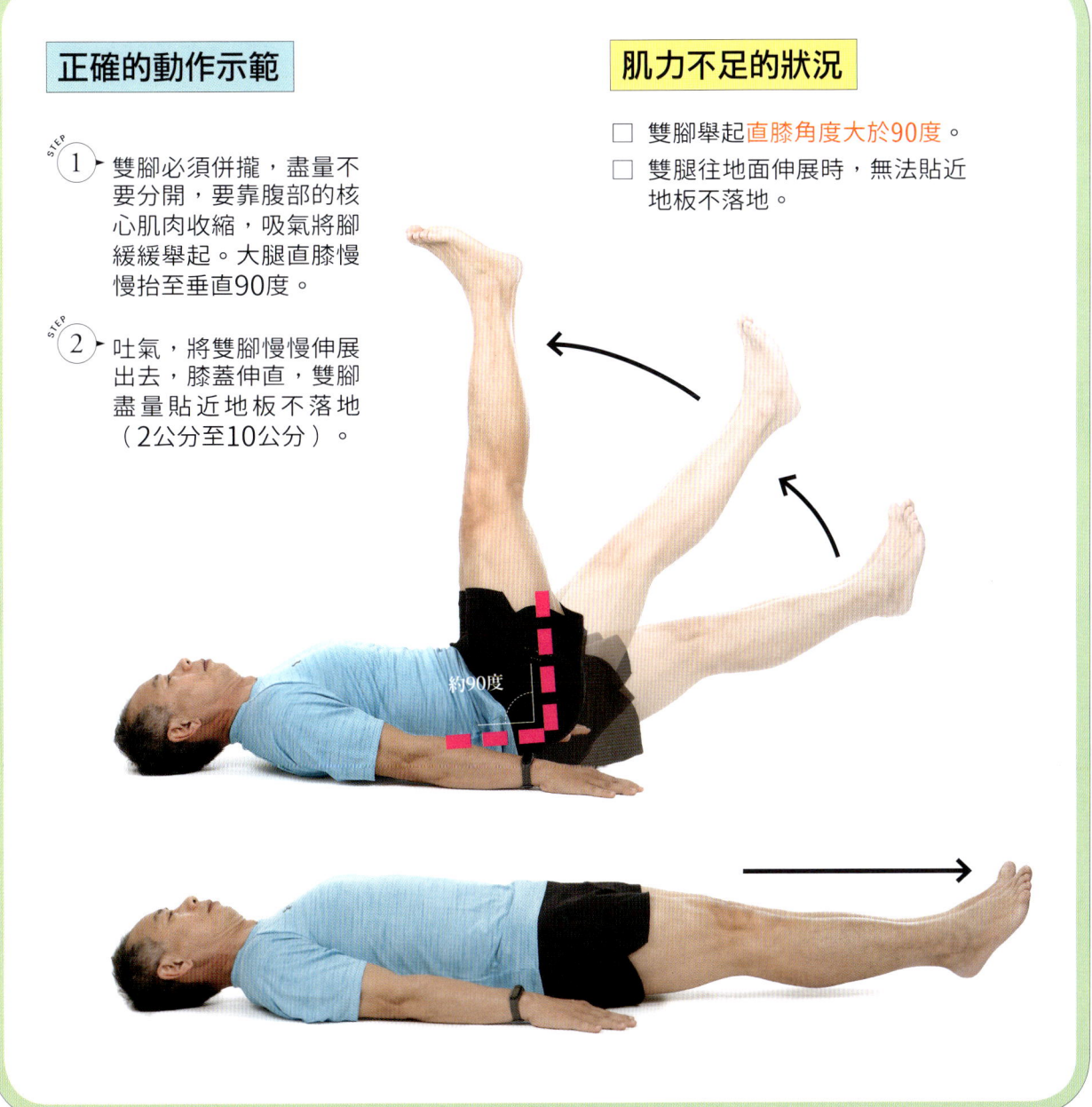

〔全圖解〕核心逆齡節拍超慢跑

保密防跌，從訓練核心肌群開始

課堂中有一位77歲的大姐，罹患僵直性脊椎炎，背部肌肉有纖維化的問題。跟著我上課一年多，身體機能逐漸改善，已經可以做到伏地推撐、標準的棒式動作。有一天上課，她跟我說：「老師，我昨天走路的時候，踩到樹葉，腳滑了出去，但是我竟然沒有跌倒，只有腳跪下去，呈現高跪姿勢，完全沒受傷。」聽到這樣的故事，我內心覺得相當開心，這表示課程中的鍛鍊，在大姐的生活中發生了效用。

我們跌倒的時候，身體的反射動作，一定會讓手先去撐地，往後倒時，保護頭部不落地，不然就是往前傾倒，保護臉部不受傷，但因為手如果要撐住身體的重量，容易造成骨折，後果也會很嚴重。然而，在大姐踩到樹葉，腳滑出去時，因為腹部核心肌肉有力，可以將身體拉回，沒有用手撐地，最後形成高跪姿，成功地保護了自己。年長者最常發生的意外就是跌倒，遇到危急的情況，如果核心肌肉有力，就可以被啟動，對身體發出防禦警訊，促使動作轉化，保護身體避免傷害，可見核心肌力的強化非常重要，如同汽車安全氣囊，可以保護駕駛者。

肌力訓練，讓肌肉量增加

人體肌肉持續增加的方式是非常有趣的。我們做肌力訓練時，讓肌肉持續地用力，肌肉裡的微血管會受到壓迫，當血管受到壓迫，肌肉就開始缺氧，這時人的大腦意識到身體受到衝擊、產生危機，進而刺激生長激素，使肌肉撕裂並且再生。

肌力訓練也會提升身體的代謝能力，從開始運動直到鍛鍊結束的期間，甚至能長達48小時後燃效應，達到增肌減脂的效果。

許多肌少症或身體機能孱弱的人，上下樓梯吃力，需要用手拉著扶手，一階一階的上下行動，通常會以為是自己的膝蓋退化，行動受到阻礙。根據我多年的教學經驗，這樣的症狀最主要都是髖關節退化，以及下腹部肌力流失所造成的，因為髖關節與下腹部肌肉退化後，無法用力，結果由大腿代償，增加膝關節的負擔，開始疼痛，以至於行動受限，必須用手的力量輔助，但長期下來膝蓋不堪負荷，就必須要更換人工關節。如果可以增加下腹部肌肉的鍛鍊，就可以改善上下樓梯困難的問題。

保密（保持骨質密度）防跌（防止跌倒），以安全為前提，溫和有效地持續訓練，維持住一定的肌肉量，真的是最重要的健身準則。

肌力訓練原理

等張訓練（動態）		等長訓練（靜態）
向心收縮	離心收縮	
肌肉束收攏，肌肉變短。	肌肉被阻力拉長，肌肉束被拉長到極限，並且持續出力。	肌肉長度不變，但為了維持長度持續出力。
減少肌肉痠痛感。	獲得更大的力量以及爆發力，有效的刺激肌肉。	訓練耐力和身體穩定性，有助於復健訓練。

※在本書「核心肌力訓練」中，即運用「等張」與「等長」兩種訓練模式，可有效達成增肌效果。

當自己的私人教練，隨時隨地自我訓練

「核心逆齡節拍超慢跑」是我精心設計的課程內容，有兩個核心主軸：「核心肌力訓練」與「節拍超慢跑」。藉由肌力訓練維持肌肉量與柔軟度，再利用節拍器配合超慢跑，鍛鍊心肺耐力。這套完整的20個核心訓練，讓你從上半身訓練到下半身，從前面肌肉訓練到背面肌肉，本套課程歷經20年實際教學驗證，成效顯著。

你的身體就是你最好的健身房，不需花大錢、免輔具、無場地限制、受傷機率小！每天給自己30分鐘到1.5小時練習，幾個月後，你會發現身體機能慢慢改變，從行動不便到能久站、能跑能跳、長年的腰痠背痛得到改善，無論做家事或提重物都更有力氣。

每天30分鐘，全民一起節拍超慢跑

比走路效果多2.5倍的超慢跑，不只是追劇時最好的運動。更是近幾年最流行且最能天天做的運動。就連現在馬拉松的運動賽事也新增「超慢跑組」。一個從3歲到93歲都適用的「節拍超慢跑」，只需手機下載節拍器，每天30分鐘，就能降血糖、改善睡眠！多位學員練習3個月體重明顯下降，本來只是想要健康，意外瘦出新人生。

初學者量身設計，循序漸進做到位

一直做不到深蹲、捲腹、棒式、伏地推撐等動作的你，是不是跟不上動作就放棄練習。別灰心，愈跟不上愈要練習。捲腹無法摸到膝蓋，那就抱膝一樣可以練到腹部。伏地推撐做不到就從跪膝掌撐或是入門的跪膝肘撐開始。無法深蹲，那就從握門把訓練開始。經過破千人的證實，只要慢慢練習，你的身體就會看見成效。

核心逆齡節拍超慢跑課程內容＋QR Code隨選影音

在這本書中，特別企劃拍攝上百張照片，圖解每個動作，輕鬆掌握每個核心訓練的重點部分。再配合QR Code點選影片輔助，大家就可以當自己的私人教練，不受時間或是環境的限制，每天抽出少許的時間，自我鍛鍊，持之以恆，絕對會感受到身體的改變，恢復健康活力。

身體五大肌群說明

我們人體總共分為五大肌群，每個肌群都牽引著身體所有的動作，了解各個肌群的功用，在訓練肌力的過程中就會更有概念，或者當自己身體感到病痛或是不舒服時，可以針對特定的肌群加強訓練。

本書第三章針對常見病痛，提供了訓練菜單，你可以翻到第65頁開始對症加強鍛鍊。

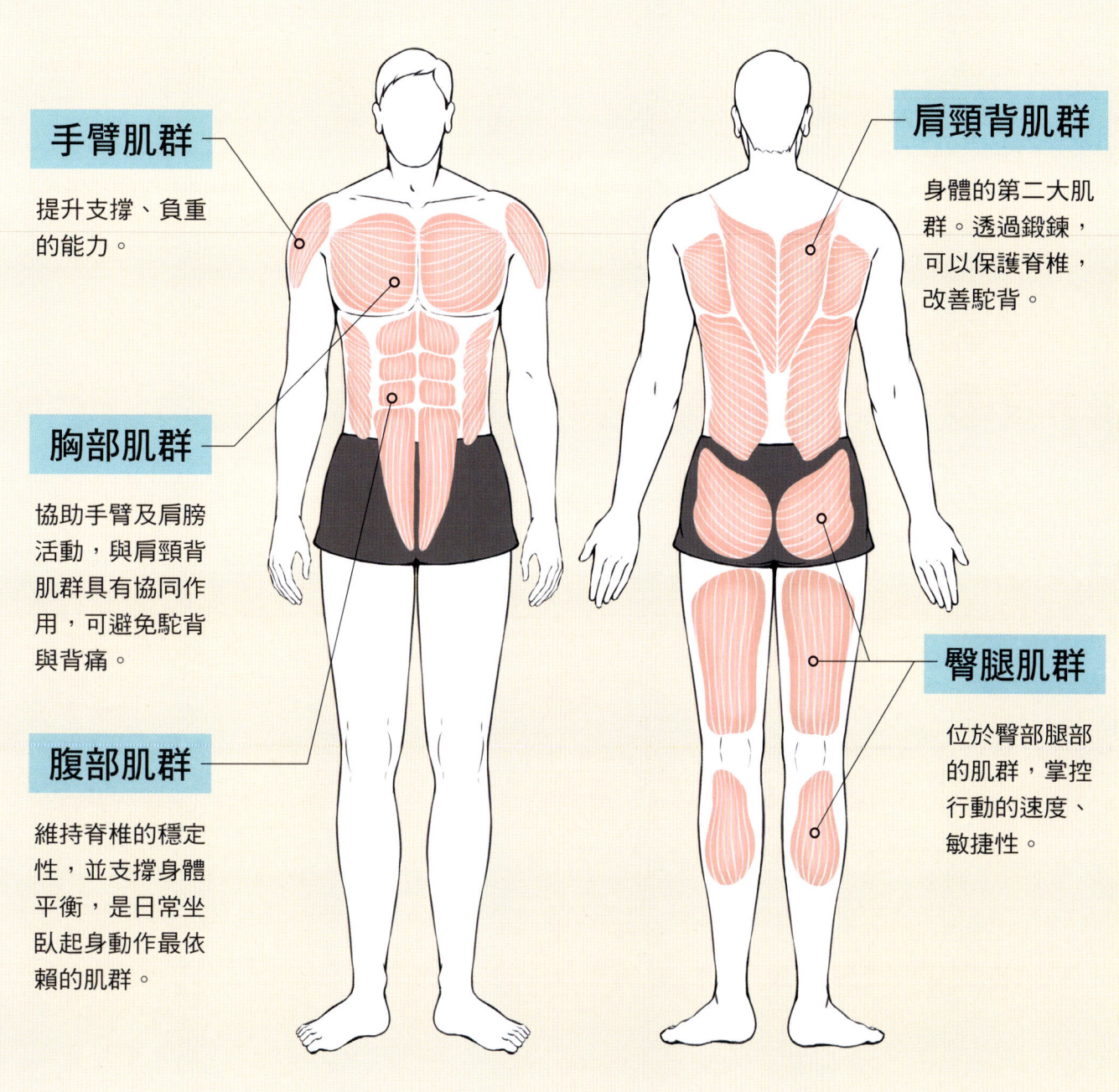

手臂肌群
提升支撐、負重的能力。

胸部肌群
協助手臂及肩膀活動，與肩頸背肌群具有協同作用，可避免駝背與背痛。

腹部肌群
維持脊椎的穩定性，並支撐身體平衡，是日常坐臥起身動作最依賴的肌群。

肩頸背肌群
身體的第二大肌群。透過鍛鍊，可以保護脊椎，改善駝背。

臀腿肌群
位於臀部腿部的肌群，掌控行動的速度、敏捷性。

核心逆齡節拍超慢跑 完整課程內容

「核心逆齡節拍超慢跑」完整課程，結合「核心肌力訓練」與「節拍超慢跑」兩大主軸，實際教學回饋，針對增肌燃脂、降三高，預防肌少症等成效顯著。

一、暖身

核心肌力訓練前的暖身動作，讓身體肌肉與關節柔化，提高運動效果，更不易造成運動傷害。

二、核心肌力訓練

可鍛鍊人體的五大肌群：手臂肌群、肩頸背肌群、胸部肌群、腹部肌群、臀腿肌群，可活化關節，增加肌肉量，達到增肌減脂的目的。訓練時必須保持呼吸順暢，確實做到動作要點，循序漸進，步步到位。

三、腿部間歇有氧平衡訓練

原地踮腳尖跑、原地抬腿跑、雙腳側併步跳躍、開合跳與蹲跳，訓練腿部肌肉與心肺功能，提升身體的平衡感、敏捷性與協調性。

四、節拍超慢跑

搭配節拍器，免輔具，無場地限制，練習時間為一天累加30至90分鐘效果最好。

暖身	核心肌力訓練			20 間歇訓練	節拍超慢跑
01 深蹲	05 捲腹	10 V字捲腹	15 俯臥肩背伸展	☐ 原地踮腳尖跑	180步頻／分鐘
02 肩背伸展	06 手碰腳跟捲腹	11 左右側棒式	16 俯臥肩背臀伸展	☐ 原地抬腿跑	
03 立姿轉體	07 腳踏車捲腹	12 橋式	17 眼鏡蛇式	☐ 雙腳側併步跳躍	
04 躺姿轉體	08 屈膝伸腿	13 抱膝滾背	18 俯臥抬腿	☐ 開合跳	
	09 直膝舉腿	14 伏地推撐	19 棒式	☐ 蹲跳	

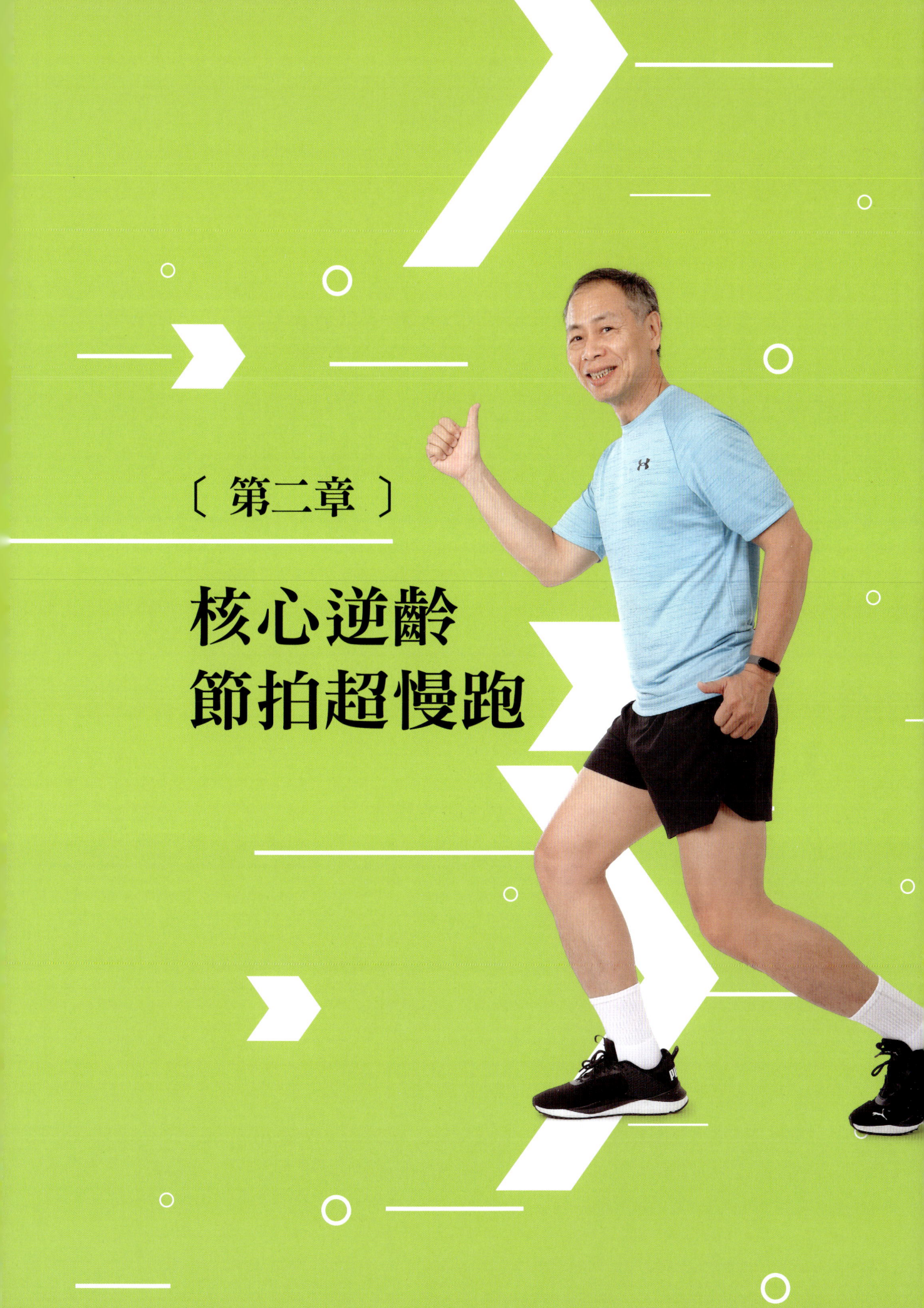

〔第二章〕

核心逆齡節拍超慢跑

《POSE》 01 深蹲

示範影片

✓ 活化髖關節與膝關節，延緩退化。

運動頻率　每1至2天訓練一次 | 每次訓練2組 | 每組15次 | 組間休息20秒

1 雙腳站立約肩寬或略寬。腳尖一點點外八。

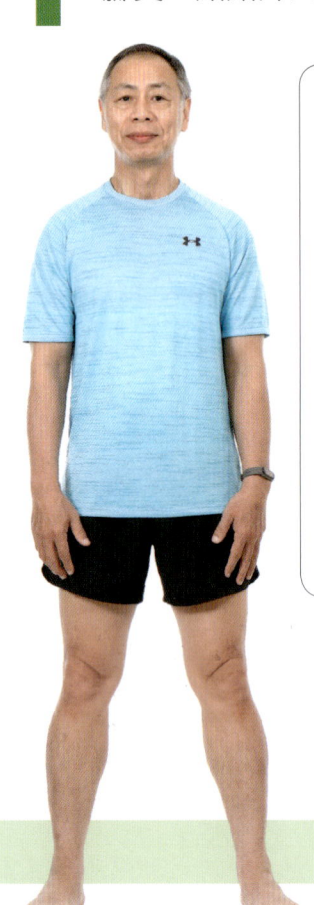

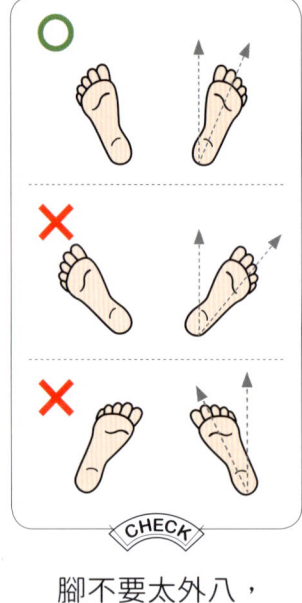

CHECK
腳不要太外八，也不要太內八。

2 髖關節往後推，膝蓋不要超過腳尖。

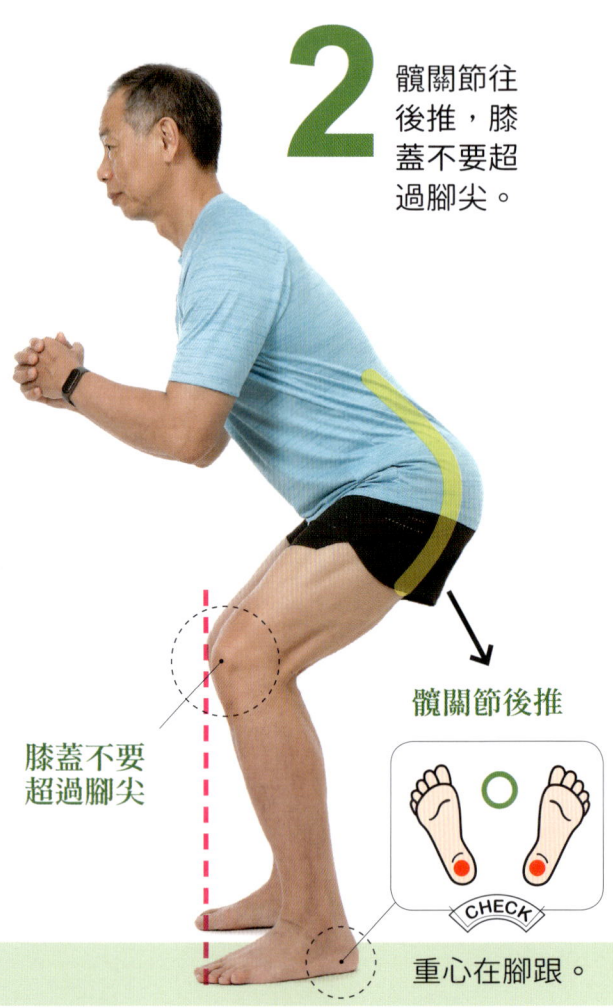

膝蓋不要超過腳尖

髖關節後推

CHECK
重心在腳跟。

👍 徐老師小叮嚀 ①

深蹲 步驟2 要臀部向後坐（就好比要蹲坐馬桶一樣），膝蓋若超過腳尖即是錯誤的姿勢。

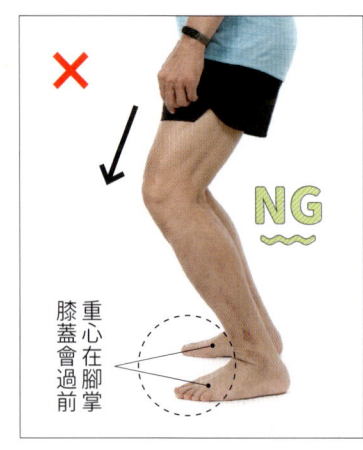

NG
膝蓋會過前　重心在腳掌

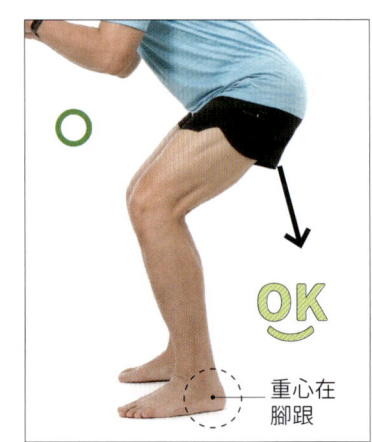

OK
重心在腳跟

3 吸氣,慢慢下蹲,手肘碰到膝蓋。膝蓋呈現90度直角,臀部下壓大腿出力。

4 吐氣,慢慢站起來。

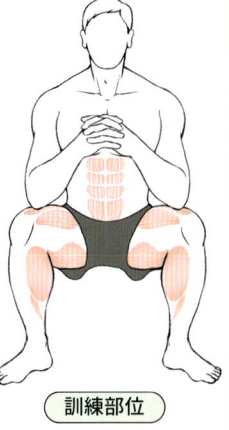

訓練部位
- 大腿股四頭肌
- 臀大肌群
- 核心肌群
- 小腿肌群

平視前方

背部要挺直

約90度

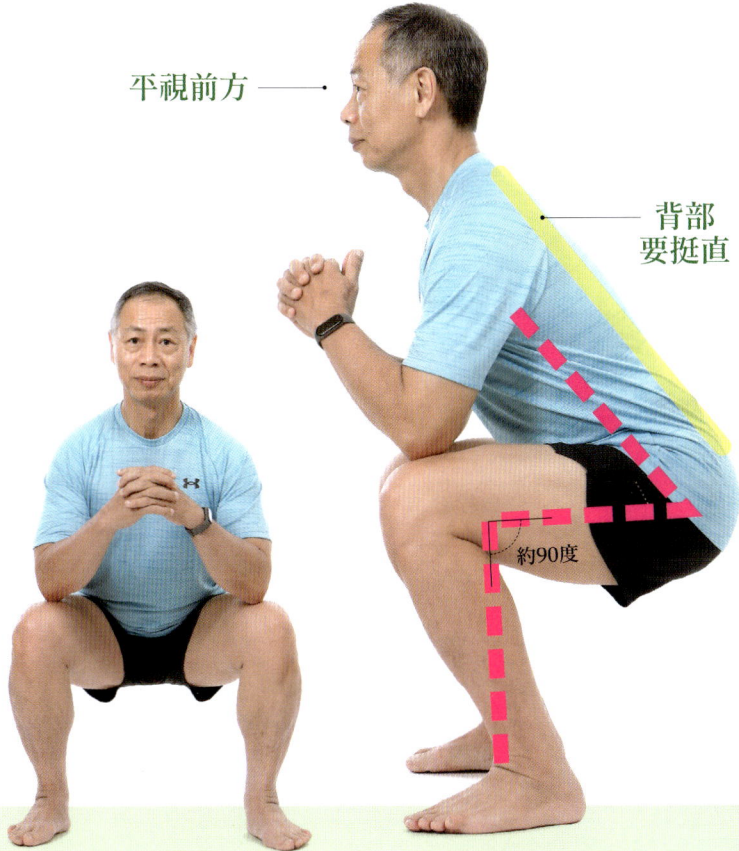

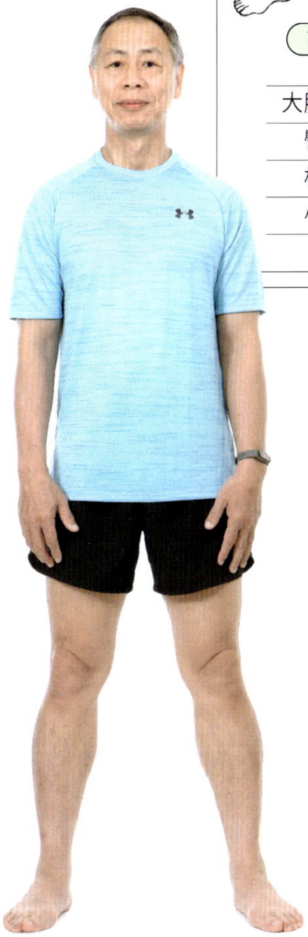

👍 **徐老師小叮嚀 ②**

核心肌力不佳、背部不舒服或做這動作很吃力者,容易低著頭身體前傾。將頭部擺正、直視前方。

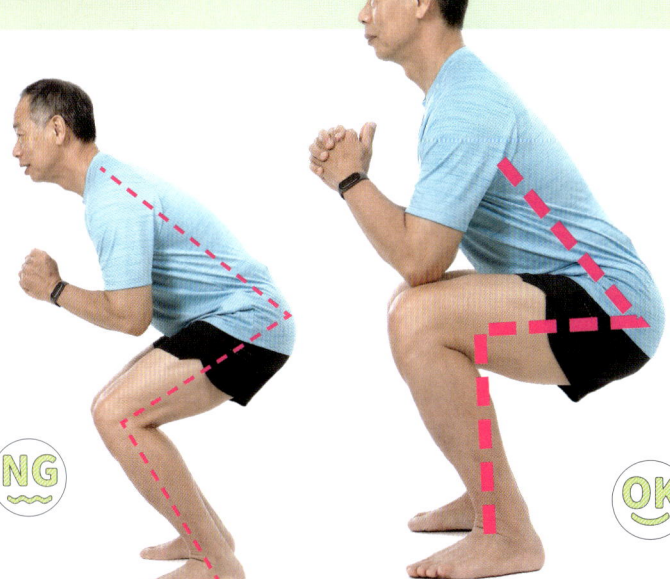

〔全圖解〕核心逆齡節拍超慢跑　017

《POSE》01 深蹲

✓ 進階動作停滯 20 秒時，可將手臂高舉擴胸以增加負荷。

暖身
核心訓練
間歇訓練
節拍超慢跑

5 最後一次停滯20秒。吸氣，慢慢下蹲，手肘碰到膝蓋。

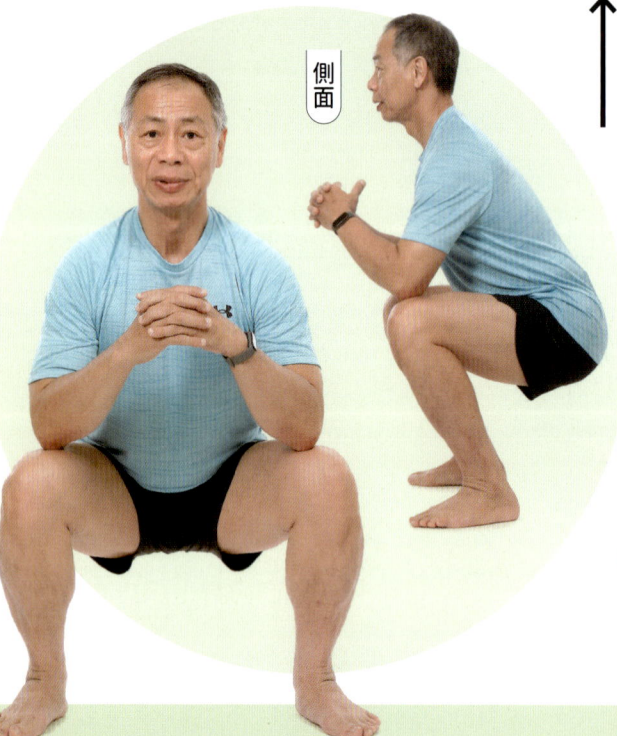

側面

6 雙手向上伸直。

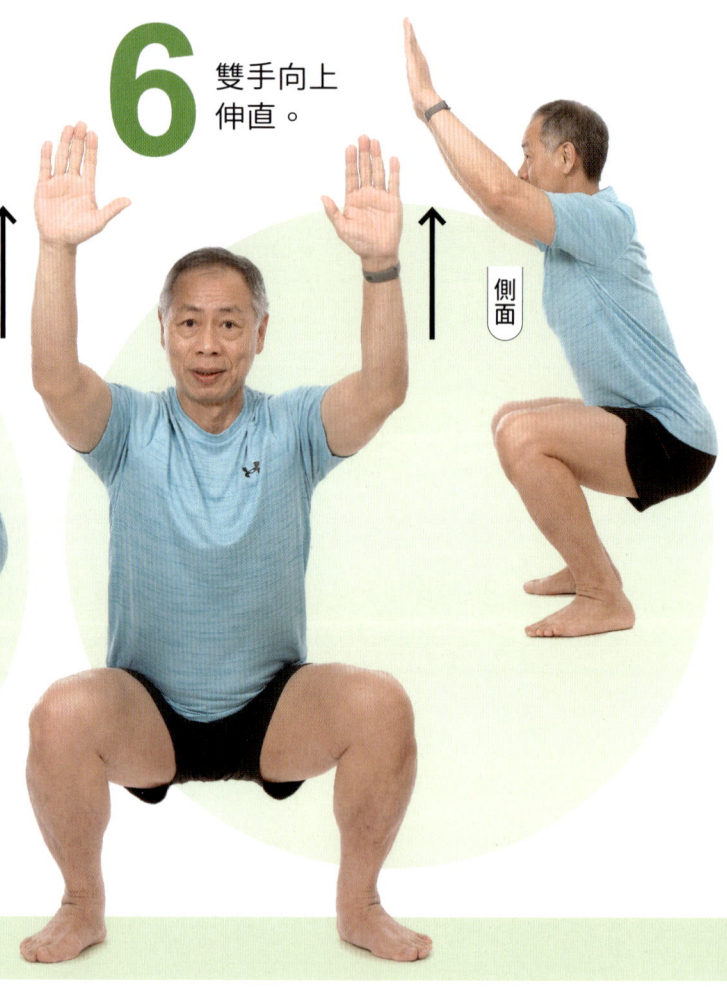

側面

初學者這樣做

運動頻率：每天練習 10 至 15 下

示範影片

門把深蹲

STEP 1 選擇穩定的門把。雙手握著門把兩側，雙腳往前，與門平行站立，或者是超過門一點點站立。

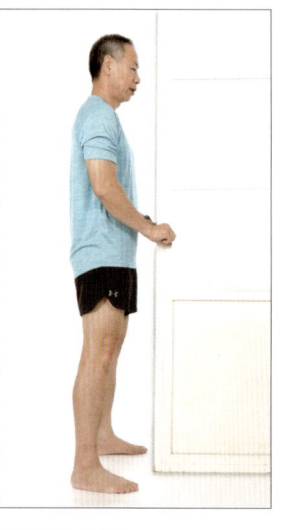

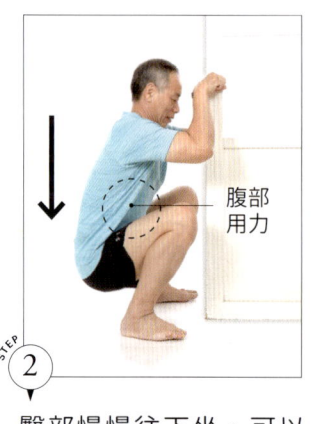

STEP 2 臀部慢慢往下坐，可以盡量碰到腳後跟。

腹部用力

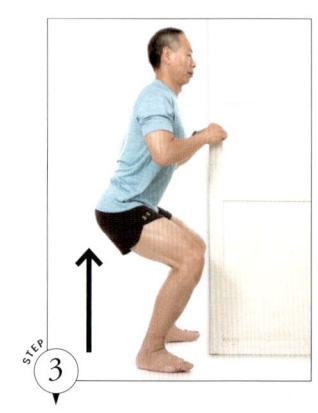

STEP 3 利用腹部核心的力量，縮腹吸氣往上提，慢慢起身，站立起來。

018　第二章　核心逆齡節拍超慢跑

> **動作要點**
>
> 深蹲是所有動作中最高效率的動作之一。不斷地訓練，下肢會跟著強化，還有降低關節受傷的風險；在蹲下的過程中還可以訓練全身肌群的協調性。

7 雙手向下。

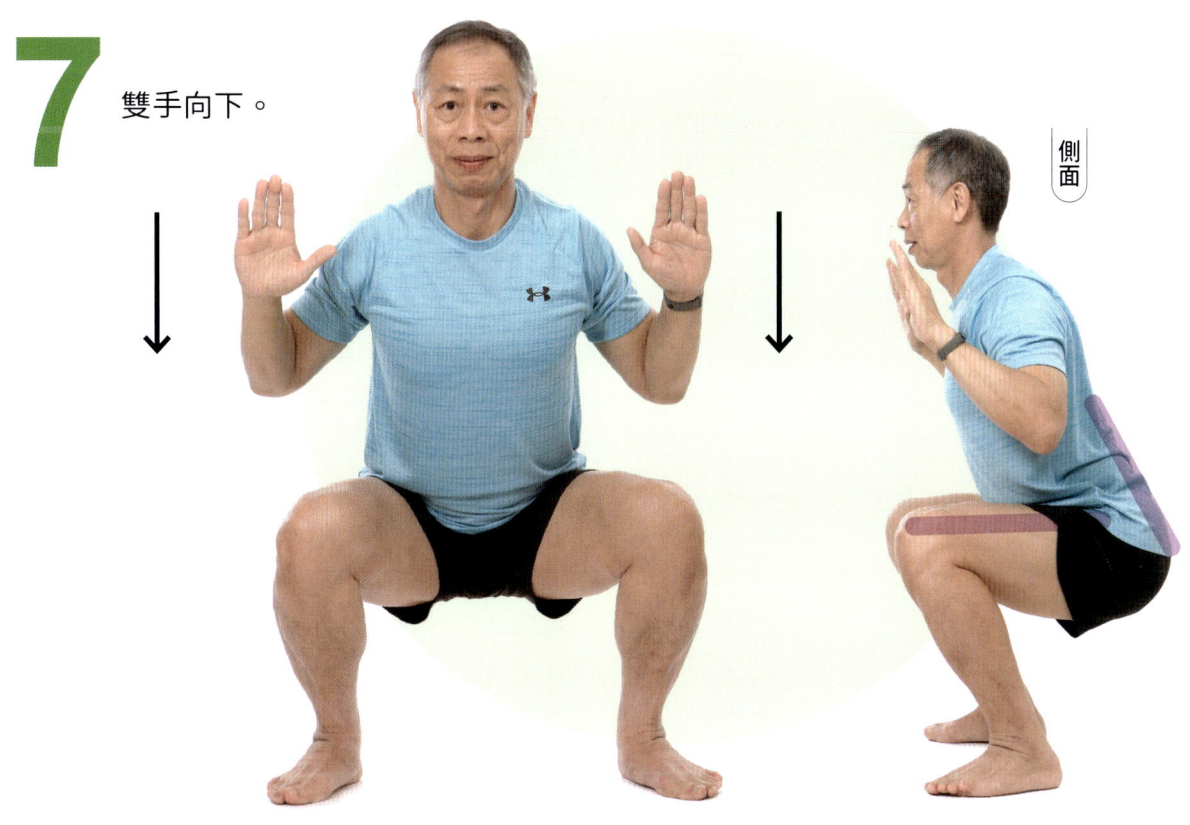

側面

👉 徐老師小叮嚀

初學者可依健康與體能狀況，逐步增加動作次數及每次維持的時間。如果感到疲憊，隨時暫停動作休息，千萬不要勉強做完。

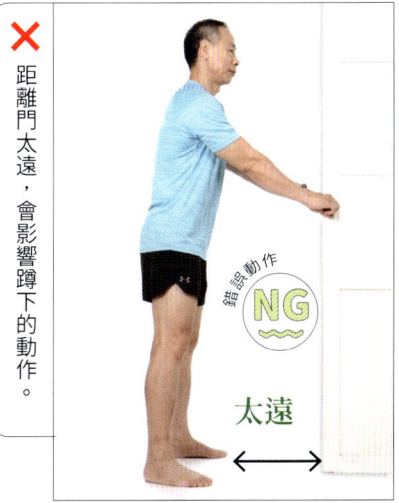

✗ 距離門太遠，會影響蹲下的動作。

太遠

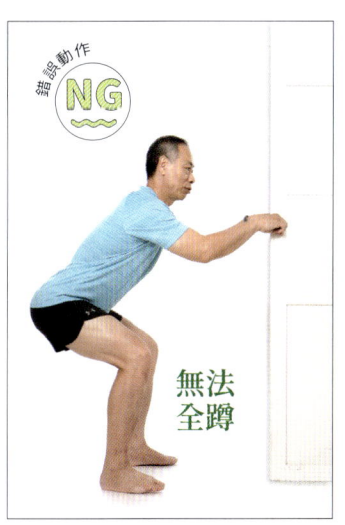

錯誤動作 NG

無法全蹲

《POSE》

02 肩背伸展

示範影片

✓ 活化肩關節，使肩頸臂肌群柔軟，可預防五十肩。

運動頻率 每天訓練1次 | 每次訓練2至3組 | 每組15次 | 組間休息20秒

暖身 ｜ 核心訓練 ｜ 間歇訓練 ｜ 節拍超慢跑

1 雙腳站立，與肩同寬。

2 雙手合掌合肘，手肘盡量貼緊。手肘往上提拉通過鼻梁。

3 吸氣慢慢踮腳尖，雙手合肘拉提上來。

側面

踮腳尖

CHECK 若一開始雙手無法合在一起，要嘗試慢慢練習，盡量做到合掌合肘，訓練效果較佳。

初學者這樣做

示範影片

爬牆肩背伸展

STEP 1 不敢踮腳尖的人，可以靠牆進行。雙腳站立約肩寬（距離牆面一個腳掌遠）。

STEP 2 吸氣，雙手以爬牆方式慢慢向上，雙腳踮起腳跟。踮到高點，撐住20至30秒。吐氣，腳跟放下。可以視情況分次完成。

踮腳尖

020　第二章　核心逆齡節拍超慢跑

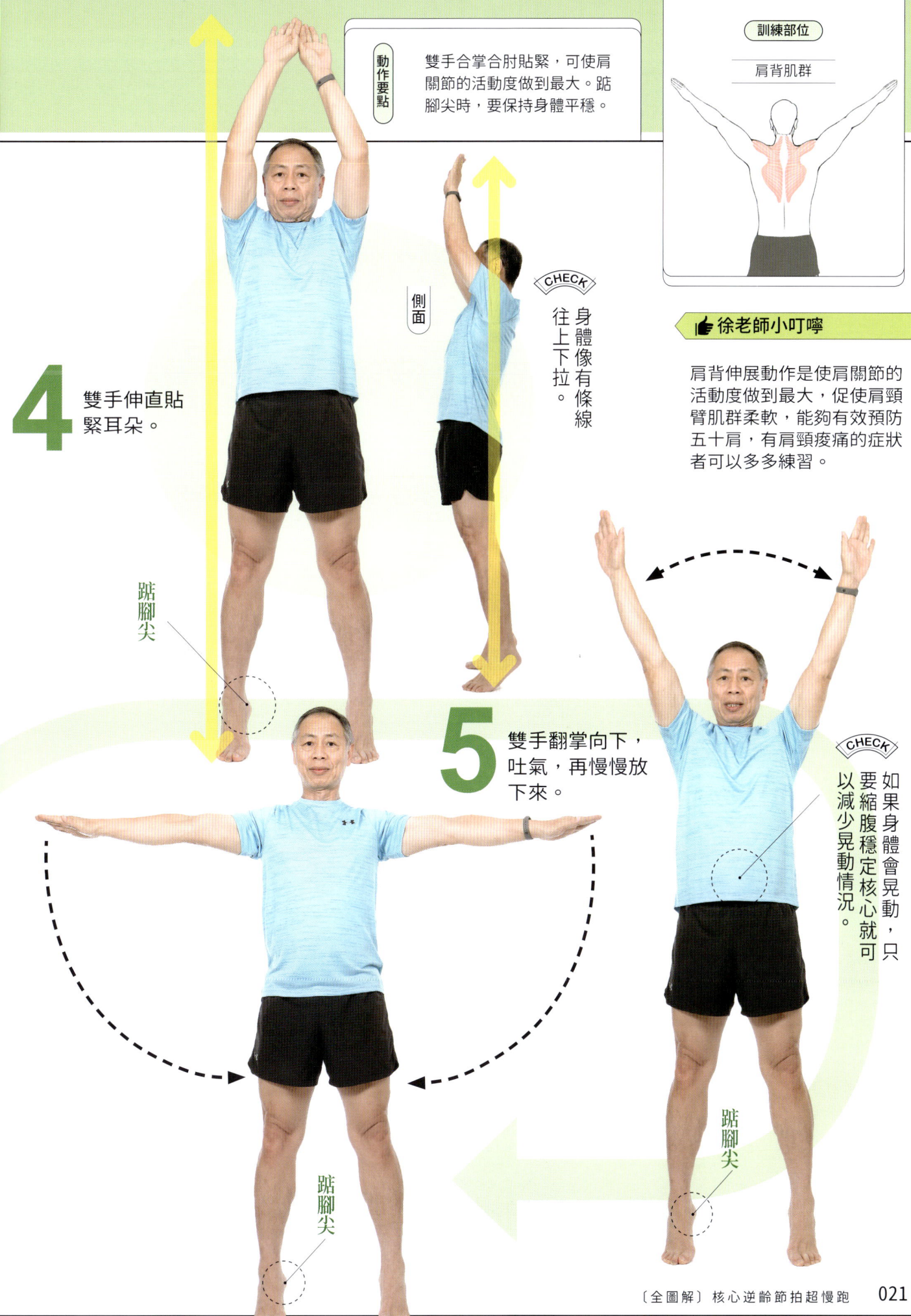

03 立姿轉體

示範影片

✓ 柔軟背部及側腹部肌群，可有效舒緩下背痛。

運動頻率 每天訓練1次 ｜ 每次訓練2組 ｜ 每組8次 ｜ 組間休息20秒

1 雙腳站立，與肩同寬。

2 雙手放在胸前。

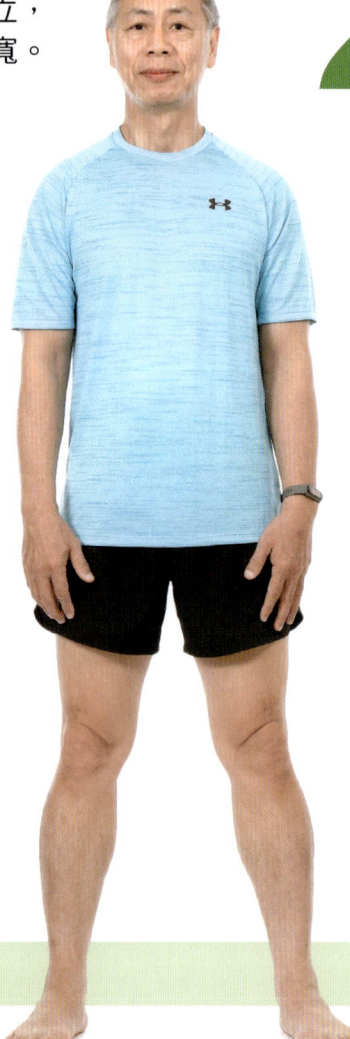

CHECK
腳跟貼地，不可以踮腳。

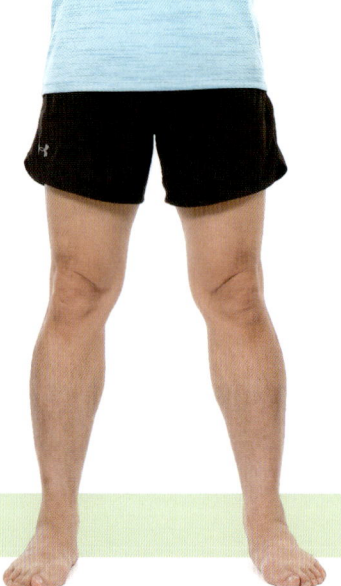

👍 徐老師小叮嚀

① 做立姿轉體時，全腳掌要貼住地板，把自己想成一棵向下扎根的樹，這樣阻力才足夠。

② 開始練習，如果會覺得轉身卡卡的、不好轉，建議慢慢轉身就好，轉身時頭也要跟著轉；切記！腳掌和腳跟一定要貼合地面！

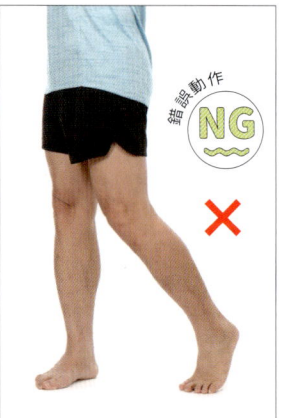

錯誤動作 NG ✗

022　第二章　核心逆齡節拍超慢跑

4 吐氣，再回到正面，恢復原來姿勢。

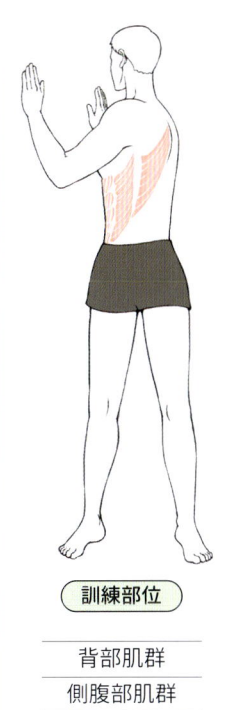

訓練部位

背部肌群
側腹部肌群

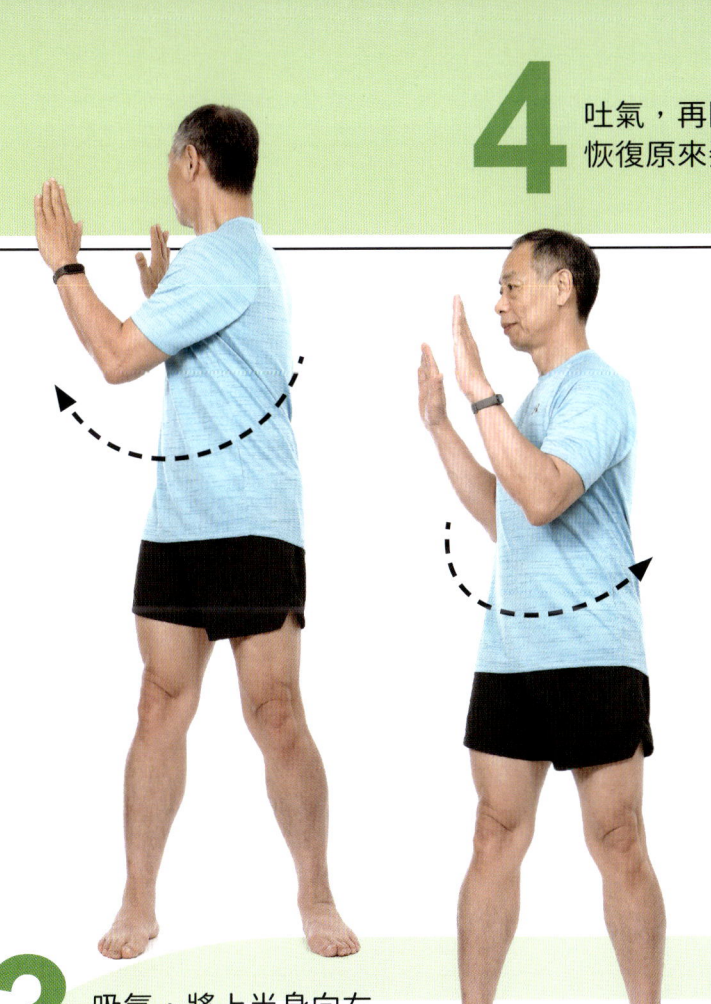

3 吸氣，將上半身向右側、斜後方扭轉。

5 吸氣，將上半身向左側、斜後方扭轉。

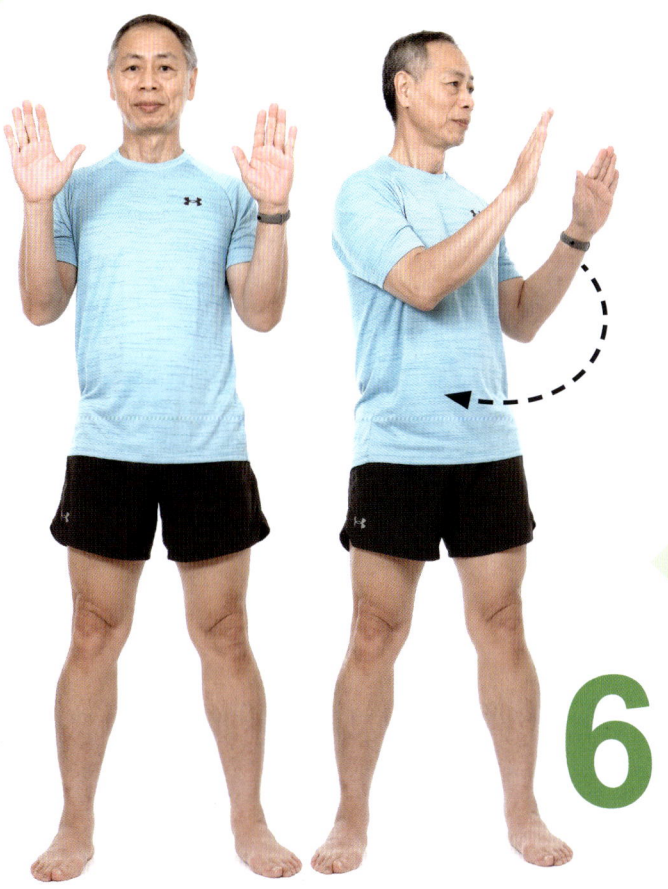

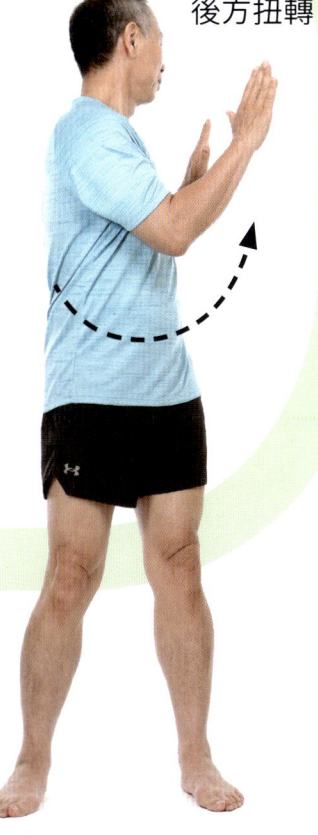

6 吐氣，再回到正面，恢復原來姿勢。

〔全圖解〕核心逆齡節拍超慢跑　023

POSE 04 躺姿轉體

示範影片

✓ 柔軟背部、臀部及側腹部肌群，可有效舒緩下背痛。

 運動頻率｜每1至2天訓練一次｜每次訓練1組｜每組4次｜第5次做靜態伸展20秒

1 身體平躺，兩腳併腿，腳跟貼近臀部；雙手打開、側平舉，使雙肩著地。

2 吸氣，腳慢慢向右到地面，臉朝左邊。屁股可微微側向右邊。

雙肩不可離地

9 臉朝右邊（雙肩不可離地），盡量伸展右背部與右腿臀部肌肉。

8 換另一邊，左腳翹腳到右膝蓋上，將腿慢慢往左邊壓下。

024　第二章　核心逆齡節拍超慢跑

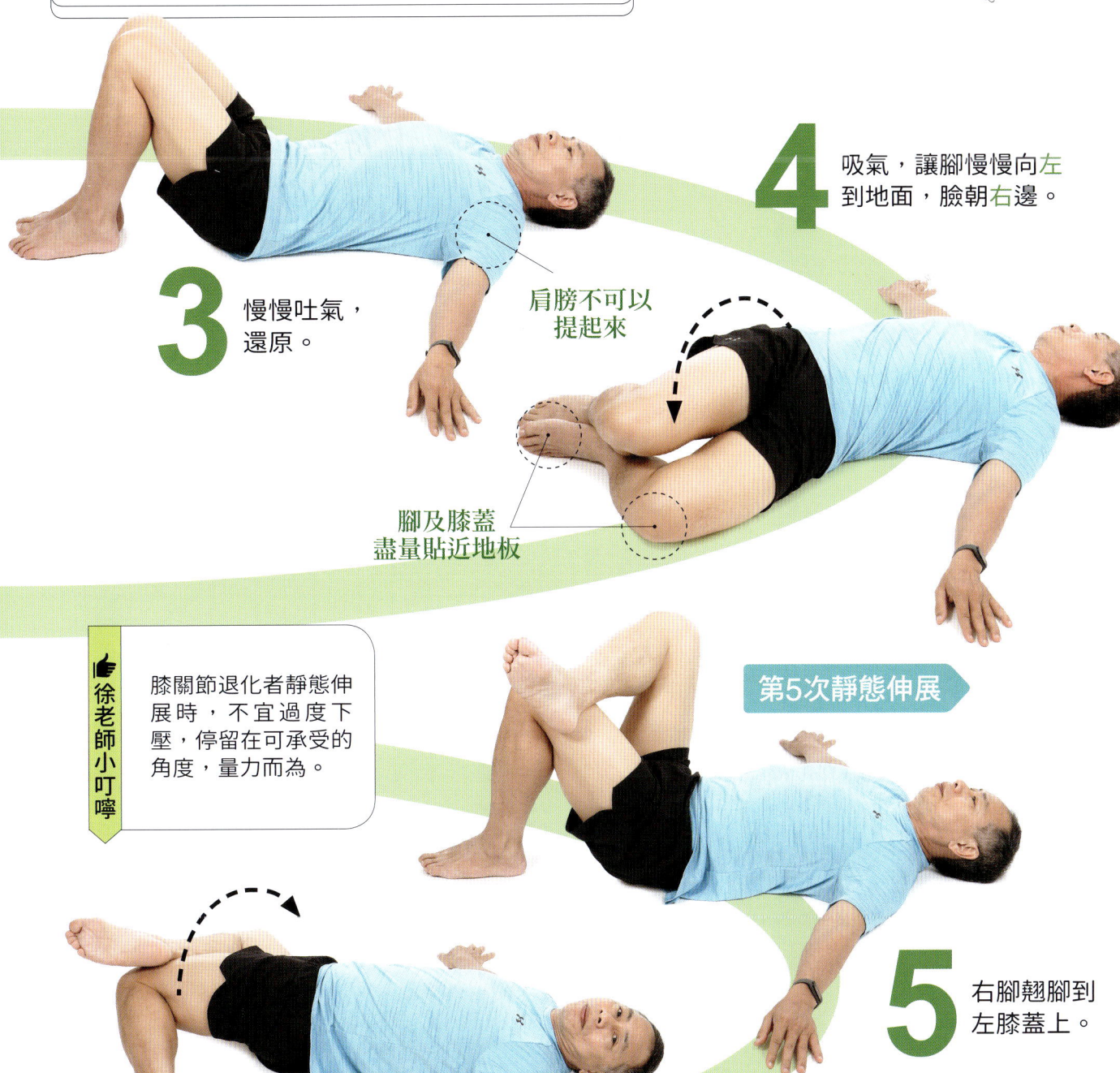

訓練部位：背臀部肌群 腹外斜肌群

動作要點：頭部跟腳部要不同方向，就像是擰毛巾一樣。切記！肩背部都不能離地。向右（左）時，左（右）肩不能離地，才能讓扭轉的角度變大、確實拉長肌肉。

4 吸氣，讓腳慢慢向左到地面，臉朝右邊。

3 慢慢吐氣，還原。

肩膀不可以提起來

腳及膝蓋盡量貼近地板

徐老師小叮嚀：膝關節退化者靜態伸展時，不宜過度下壓，停留在可承受的角度，量力而為。

第5次靜態伸展

5 右腳翹腳到左膝蓋上。

7 慢慢吐氣，還原。

6 將腿慢慢往右邊壓下，臉朝左邊，盡量伸展左背部與左腿臀部肌肉。停留20至30秒。

〔全圖解〕核心逆齡節拍超慢跑　025

POSE 05 捲腹

示範影片

✓ 腹部肌群主要作用是穩定腰椎，協助日常行動：起床、站起與下蹲的動作。多練習能有效緩解腰背痛。

運動頻率 每2至3天訓練一次｜各做1組｜第一組等張訓練10次＋第二組等長訓練60秒｜組間休息20秒

第一組｜等張訓練

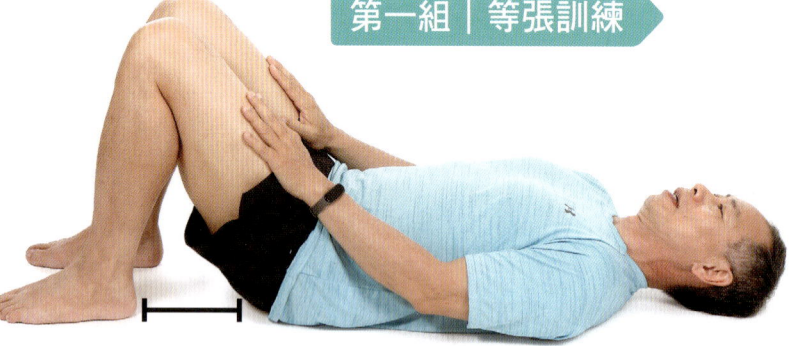

1 腳跟在臀部正後方，雙手放在大腿上。

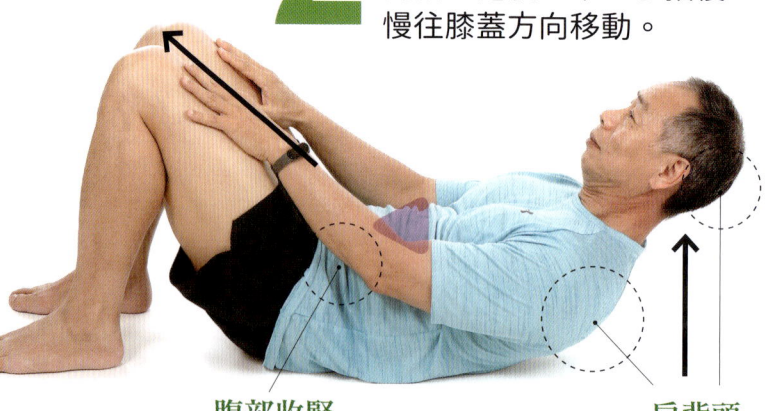

2 吐氣，頭跟肩膀往膝蓋方向抬。捲腹上來，手指慢慢往膝蓋方向移動。

腹部收緊　　肩背頭離地即可

初學者這樣做

示範影片

抱膝捲腹

初學者訓練時，頭與肩背無法抬起，可改以手抱膝，肩背不落地，強化腹部的肌耐力。

第一組｜等張訓練

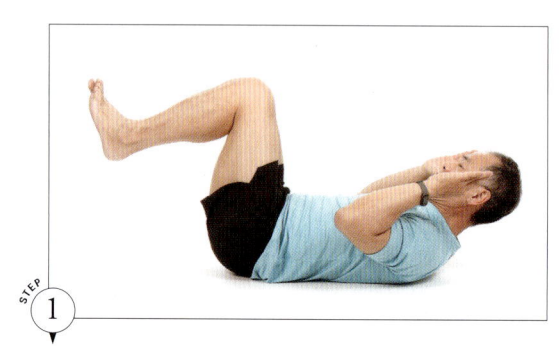

STEP 1

吸氣。雙腿屈膝舉起，再慢慢將雙手舉起。

026　第二章　核心逆齡節拍超慢跑

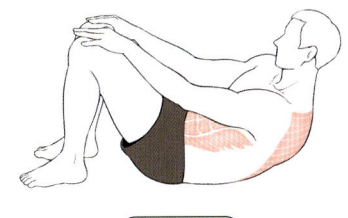

訓練部位

腹直肌肌群
上腹部肌群

3 吸氣，身體慢慢往下，恢復原本的姿勢。

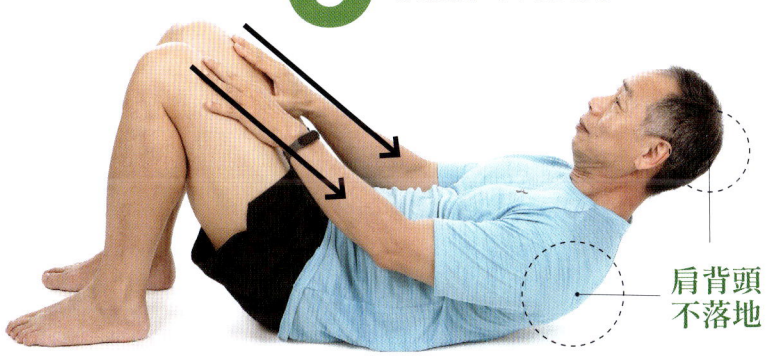

肩背頭不落地

徐老師小叮嚀

① 上腹部的肌力不足而無法起身或起身困難者，這時會用肩背肌肉施力，導致產生代償作用而使肩背痠痛，這是正常現象，長期訓練後就會慢慢改善，記得捲腹時要確實縮腹喔。

② 容易暈眩者，這個動作做的時候，頭不要晃動，保持下巴緊扣，就可以避免暈眩。

第二組 ｜ 等長訓練

4 捲腹上來，手指盡量往膝蓋方向爬，撐住約60秒。

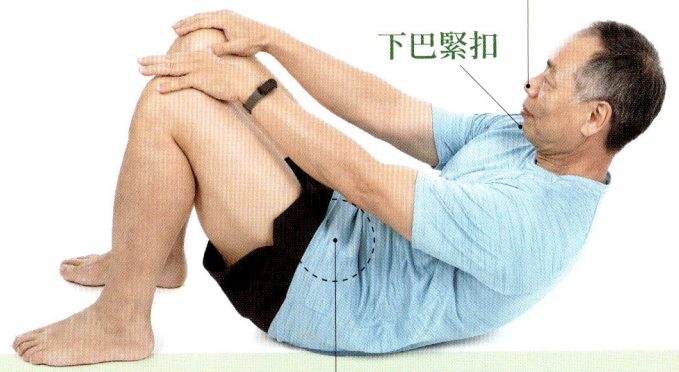

保持呼吸不要憋氣
下巴緊扣
腹部收緊

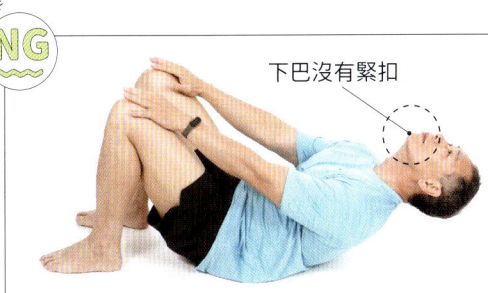

錯誤動作 NG
下巴沒有緊扣

第二組 — 等長訓練

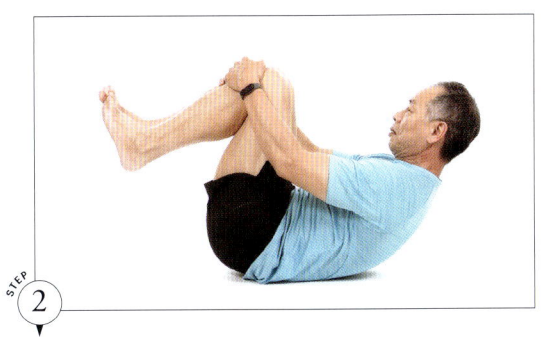

STEP 2
手抱膝蓋，讓肩背抬起來即可。

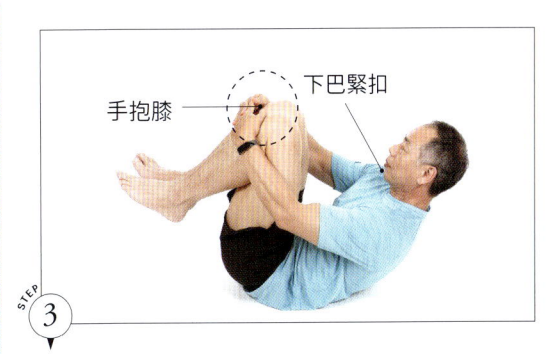

手抱膝　下巴緊扣

STEP 3
抱膝捲腹撐住60秒。

〔全圖解〕核心逆齡節拍超慢跑　027

06 手碰腳跟捲腹

✓ 控制身體旋轉翻身，避免與改善臥床翻身困難。

運動頻率 每2天做1組｜每組來回10次

1 身體平躺，兩腳屈膝打開同肩寬，腳跟在臀部正後方，雙手放在臀部兩側。

訓練兩側腹部肌肉

2 用手肘撐地，將頭與肩膀撐起，腹部用力、肩膀離開地面。

腹部收緊

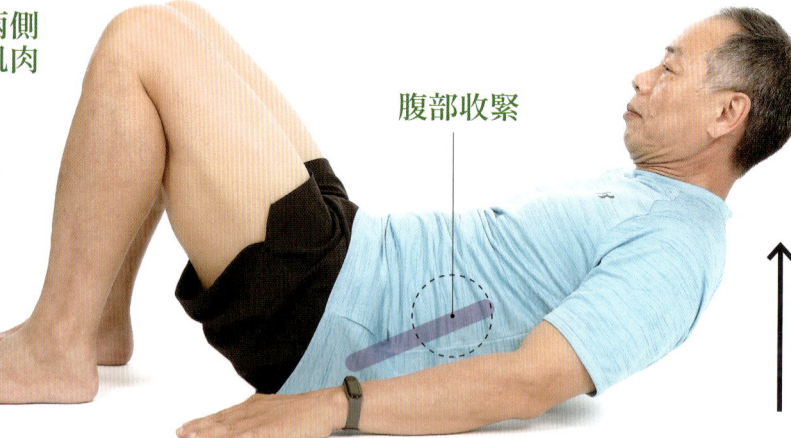

初學者這樣做 — 入門坐姿手碰膝捲腹

示範影片

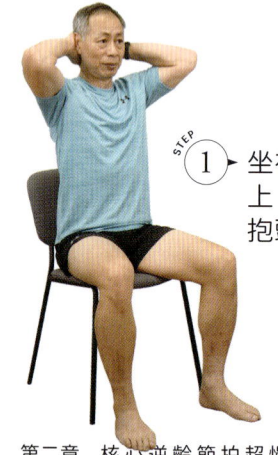

STEP **1** 坐在椅子上，雙手抱頭。

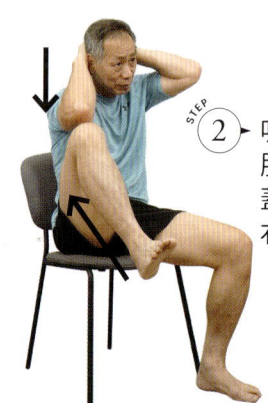

STEP **2** 吸氣，右手肘碰右腳膝蓋。吐氣，右腳放下。

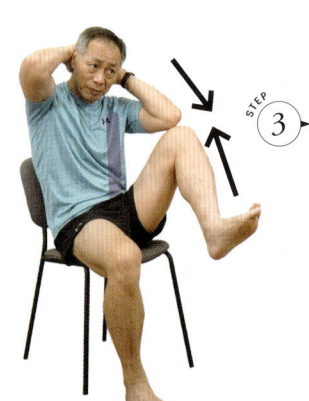

STEP **3** 吸氣，左手肘碰左腳膝蓋。吐氣，左腳放下。

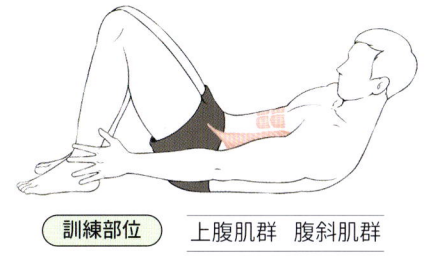

訓練部位　上腹肌群　腹斜肌群

| 動作要點 | 臀部與腳掌固定在地板上，不可以晃動，腹部收緊。 |

3
身體傾向右側，用右手碰觸右腳腳踝，碰到後讓身體回正。

CHECK 運動過程中「短吸短吐氣」，千萬不要忘記呼吸而憋氣。

👍 徐老師小叮嚀

髖關節不要動

① 手碰觸腳跟時，臀部不要移動，肩背一定要離地，才會增加側腹阻力，提升訓練效果。
② 多次訓練之後，如果感覺身體狀況允許，嘗試讓手盡量往腳尖的方向延伸。

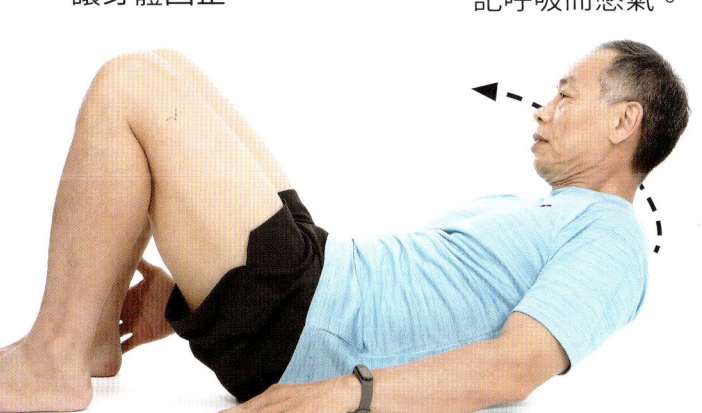

4
再傾向左側，用左手碰觸左腳腳踝，總共來回10次。

CHECK 臀部與腳掌固定在地上，不要移動。

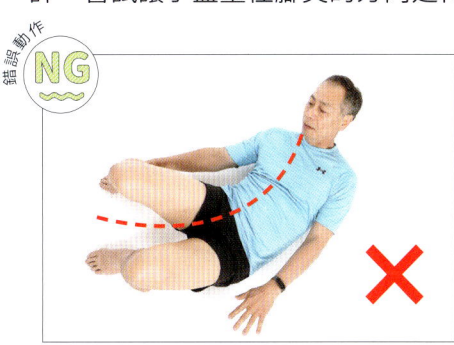

錯誤動作 NG ✗

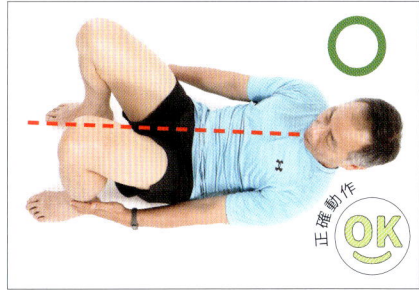

正確動作 OK ○

CHECK 頭部要離地，不要在地上滑動。

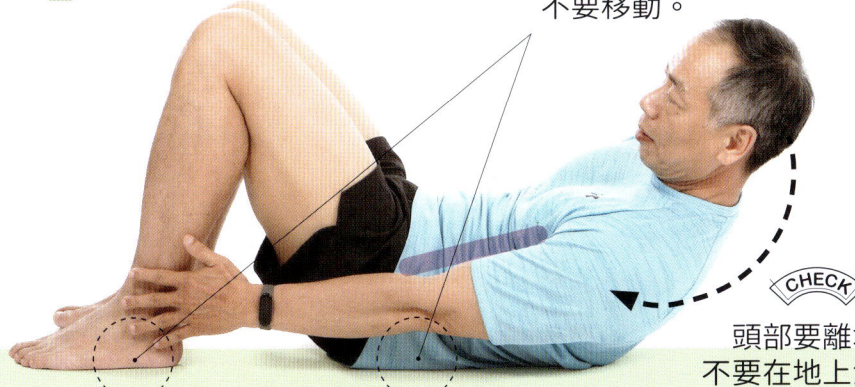

示範影片

初階站姿手碰膝捲腹

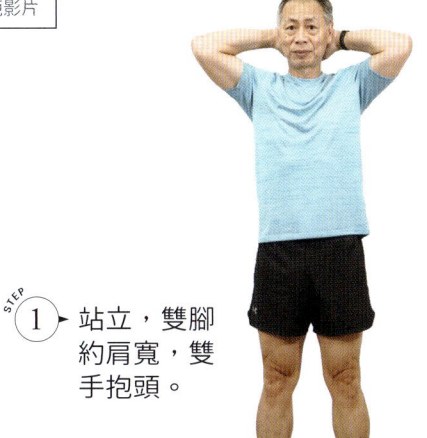

STEP ① 站立，雙腳約肩寬，雙手抱頭。

STEP ② 吸氣，右手肘碰右腳膝蓋。吐氣，右腳放下。

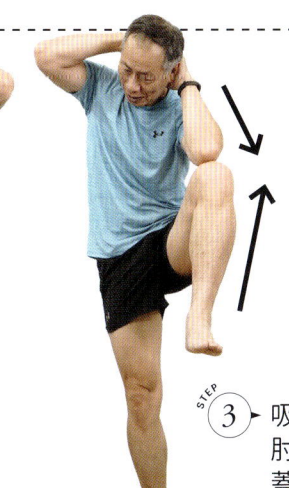

STEP ③ 吸氣，左手肘碰左腳膝蓋。吐氣，左腳放下。

029

«POSE» 07

示範影片

腳踏車捲腹

✓ 控制身體旋轉翻身，避免與改善臥床翻身困難。

運動頻率　每2天訓練1次 | 每次做1組 | 每組來回10次

手不能抱頭，
扶耳避免頸椎受傷。

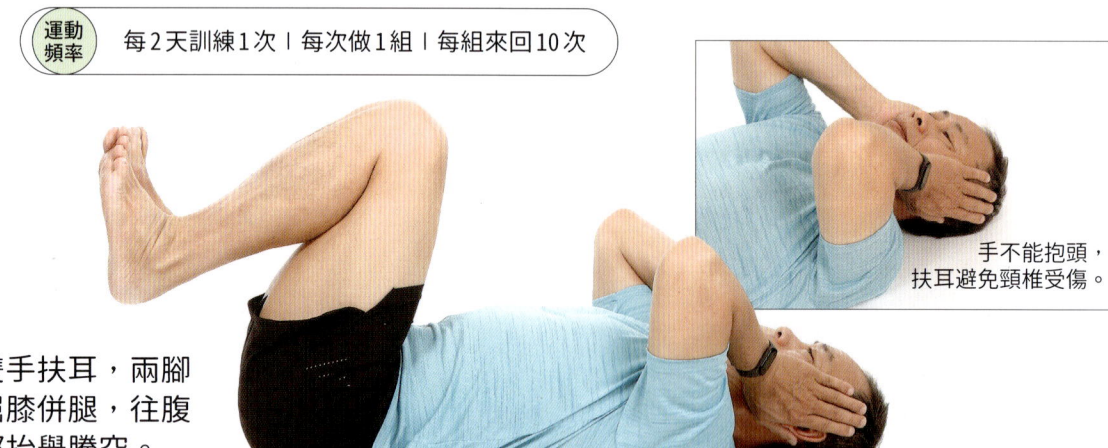

1 雙手扶耳，兩腳屈膝併腿，往腹部抬舉騰空。

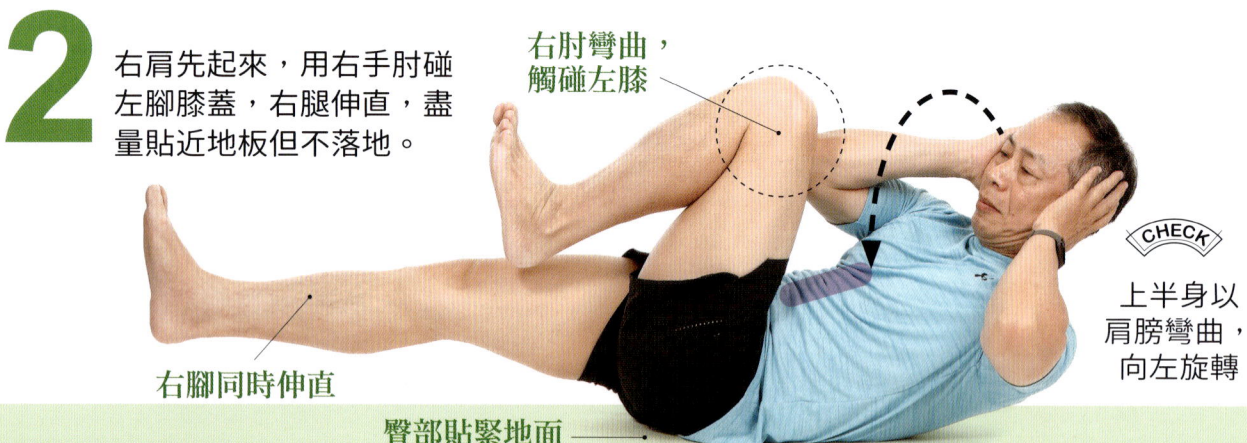

2 右肩先起來，用右手肘碰左腳膝蓋，右腿伸直，盡量貼近地板但不落地。

右肘彎曲，
觸碰左膝
右腳同時伸直
臀部貼緊地面
CHECK
上半身以
肩膀彎曲，
向左旋轉

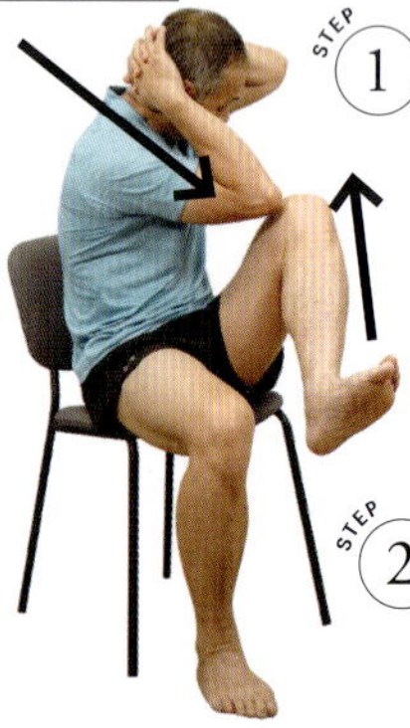

初學者這樣做

入門坐姿腳踏車捲腹

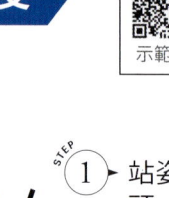

示範影片

STEP 1 坐姿雙手抱頭。吸氣，右手肘碰左腳膝蓋。吐氣，左腳放下。

STEP 2 吸氣，左手肘碰右腳膝蓋。吐氣，右腳放下。

初階站姿腳踏車捲腹

示範影片

STEP 1 站姿雙手抱頭。吸氣，右手肘碰左腳膝蓋。吐氣，左腳放下。

STEP 2 吸氣，左手肘碰右腳膝蓋。吐氣，右腳放下。

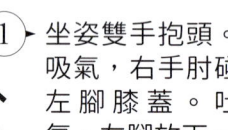

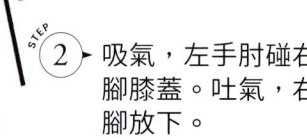

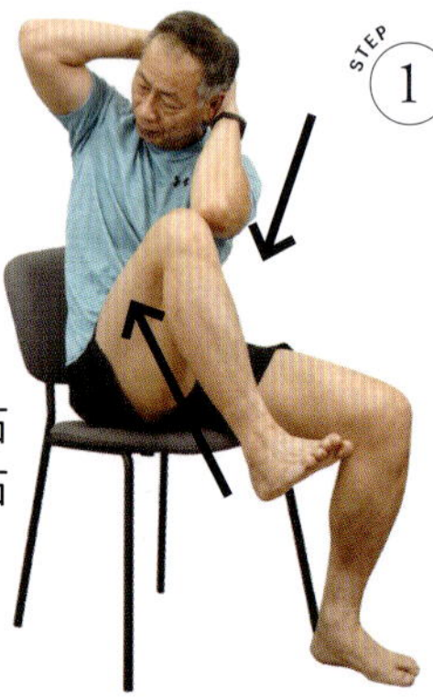

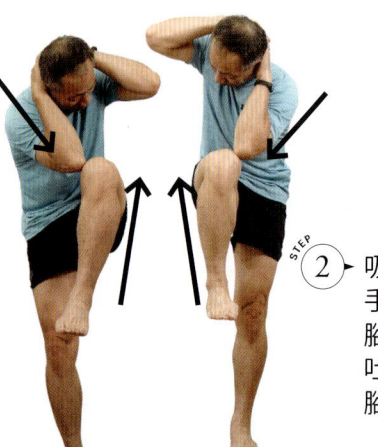

| 動作要點 | 在動作過程中，肩背要離地，身體呈現交叉狀態，最重要的是手不能抱頭，避免頸椎受傷。 |

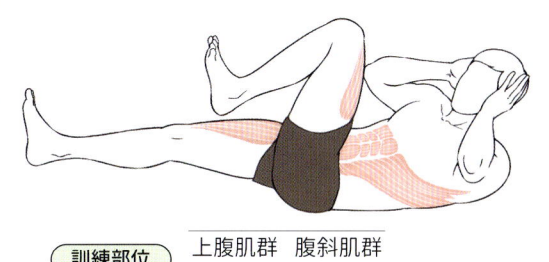

訓練部位：上腹肌群　腹斜肌群

3

換邊，左肩起來左手肘碰右腳膝蓋，左腳伸直貼近地板不落地，總共來回10次。

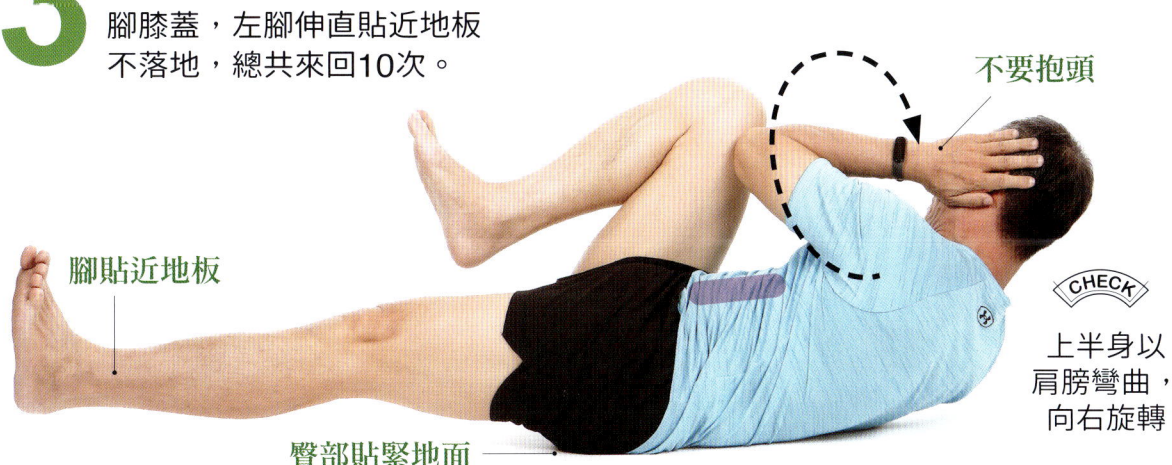

- 不要抱頭
- 腳貼近地板
- 臀部貼緊地面
- CHECK 上半身以肩膀彎曲，向右旋轉

徐老師小叮嚀

錯誤❶：雙手過度用力抱頭

雙手過度用力抱頭，會強壓到頸椎，切記要用到腹部力量才正確。

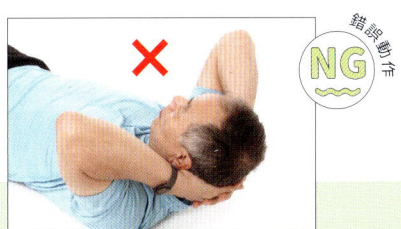

錯誤❷：身體過度晃動，靠別的肌群代償

姿勢不正確，會靠別的肌群代償，容易導致受傷或不適。

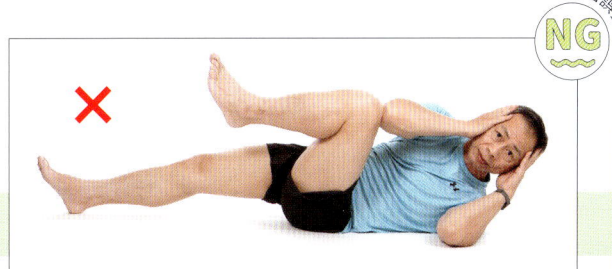

示範影片

中階單腳腳踏車捲腹

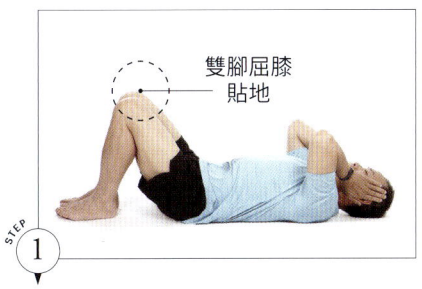

STEP 1　雙手扶耳，雙腳屈膝貼地。

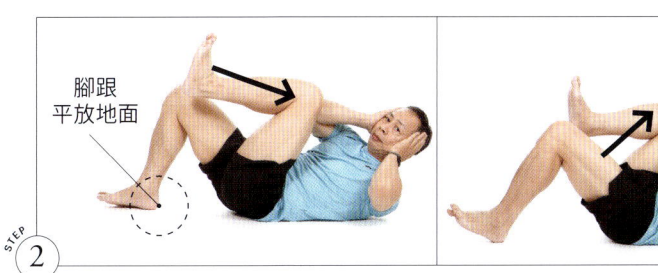

STEP 2　右肩先起來，右手肘碰左腳膝蓋，右腳屈膝腳跟貼地。（換邊）

〔全圖解〕核心逆齡節拍超慢跑　031

《POSE》08 屈膝伸腿

✓ 腹部肌群可穩定腰椎，減少腰背痛，有助於起床動作及活化髖關節。

運動頻率：每2至3天訓練一次｜每次訓練1組｜每組10次

1 身體平躺，雙手按壓在臀部兩側，掌心朝下。

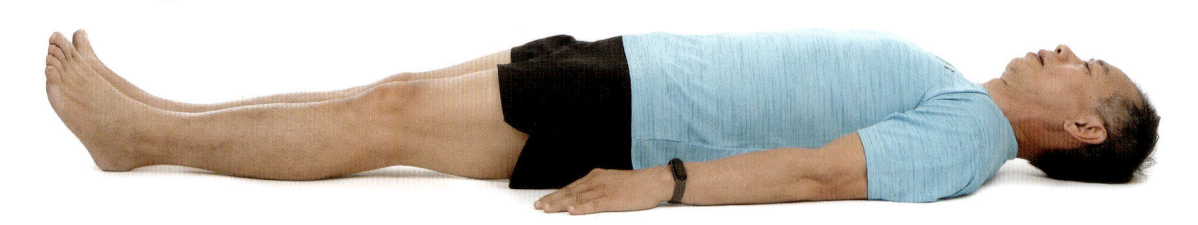

2 慢慢吸氣，雙腳屈膝，併腿騰空，用腹部的力量使腿部屈膝抬起，讓大腿盡可能貼近腹部。

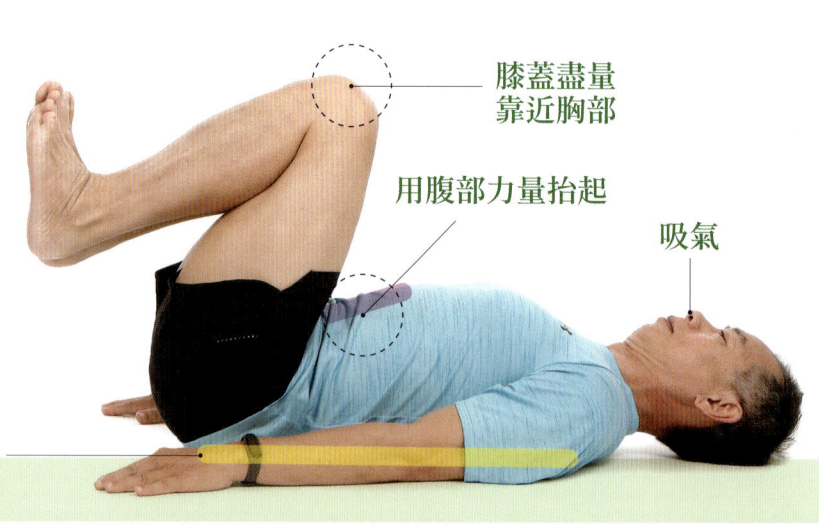

- 膝蓋盡量靠近胸部
- 用腹部力量抬起
- 吸氣
- 上半身完全躺在地上

初學者這樣做

單腳屈膝伸腿

兩腳不落地，需要腰背的肌肉抗拒地心引力，如果做不到可以練單腳不落地。

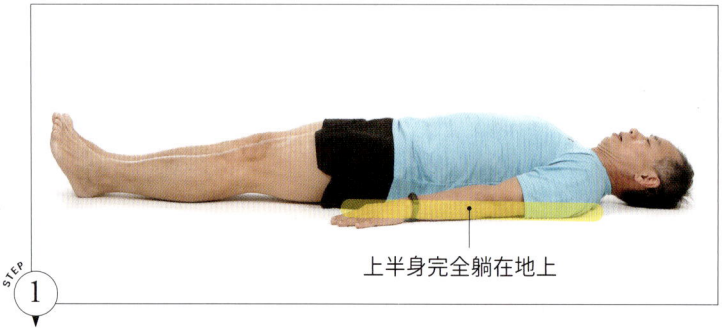

STEP 1 身體平躺，雙手放置臀部兩側。

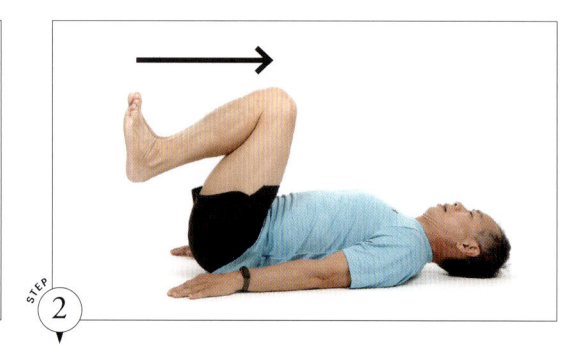

STEP 2 膝蓋彎曲，雙腳屈膝併攏騰空。

第二章 核心逆齡節拍超慢跑

| 動作要點 | 過程中核心肌群要確實出力，使上半身保持穩定，下半身不要左右搖晃，速度和頻率不宜太快，慢慢做，腹部肌肉會更有感覺。 |

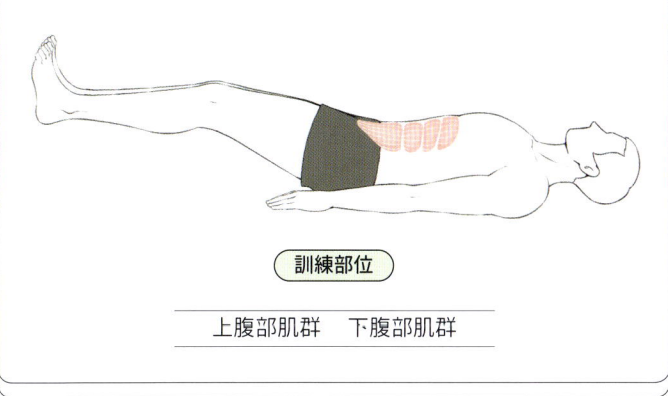

訓練部位

上腹部肌群　下腹部肌群

3
慢慢吐氣，膝蓋伸展出去，雙腳伸直貼近地板但不落地，頭慢慢躺於地上。

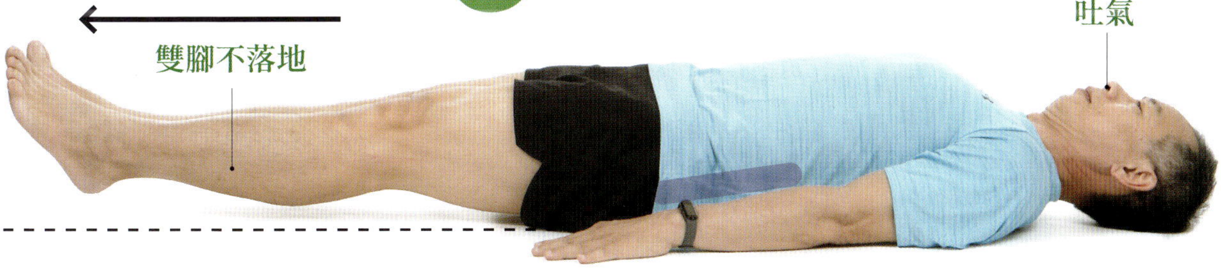

吐氣

雙腳不落地

4
慢慢吸氣，雙腳收縮回來。

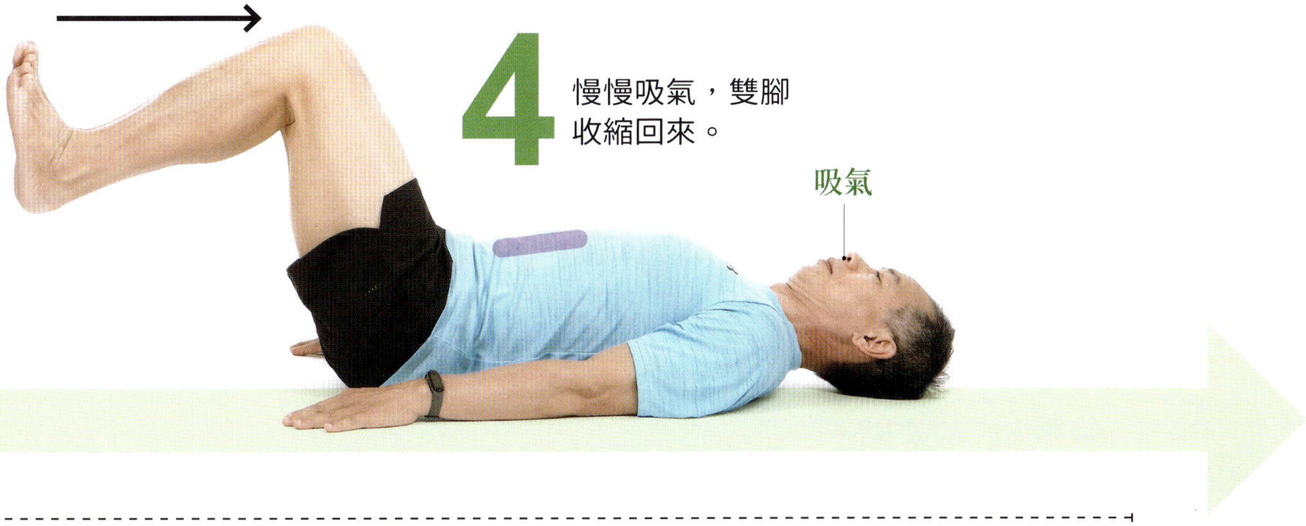

吸氣

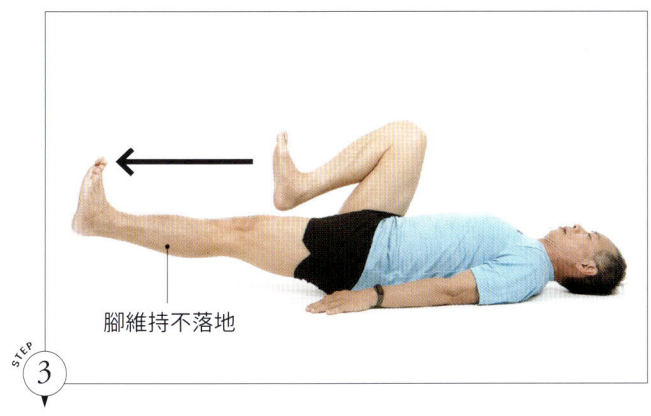

STEP 3
右腳保持屈膝，左腳伸直離地約2公分。

腳維持不落地

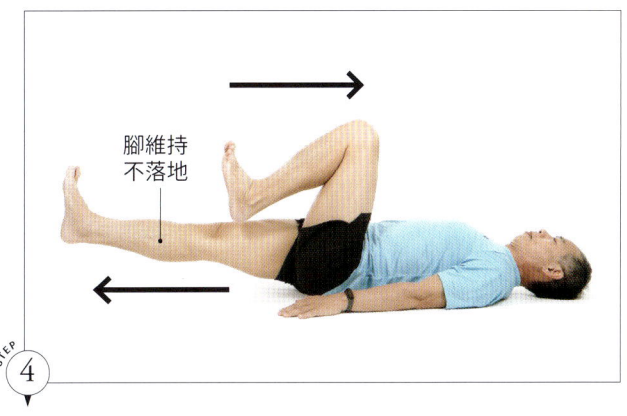

STEP 4
左腳保持屈膝，右腳伸直離地約2公分。

腳維持不落地

《POSE》 09 直膝舉腿

✓ 鍛鍊腹部肌群可減少腰背痛，有助於起床動作及活化髖關節，減緩腿部退化。

運動頻率：每1至2天訓練一次 | 每次1組 | 每組10次

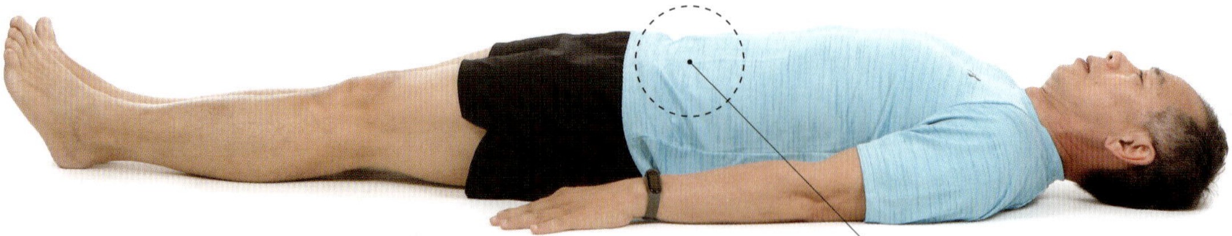

1 身體平躺，雙手放置臀部兩側或插到腰臀部下面，雙腳直膝併腿放置地板上。

將注意力放在腹部肌肉收縮

2 吸氣，慢慢收縮上來，收緊腹部肌肉，將大腿直膝慢慢抬起至垂直90度。

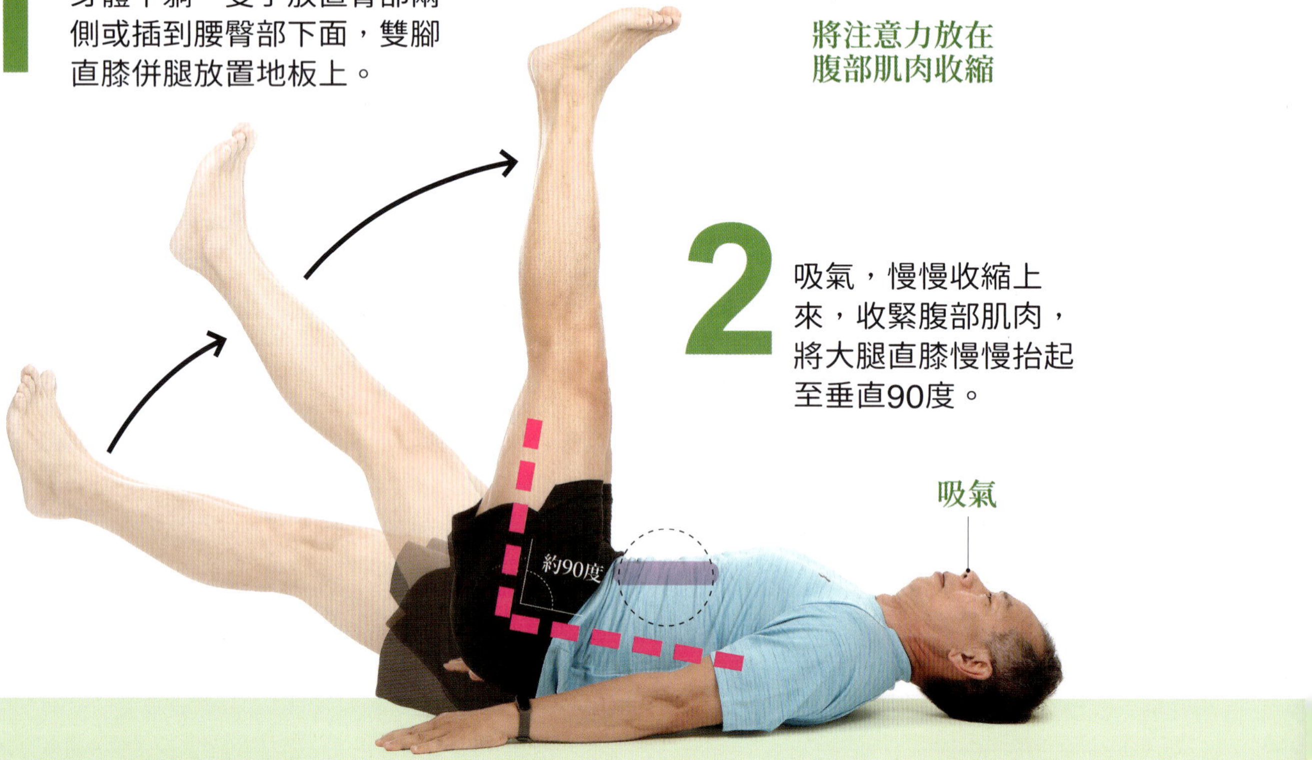

吸氣

約90度

初學者這樣做

單腳直膝舉腿

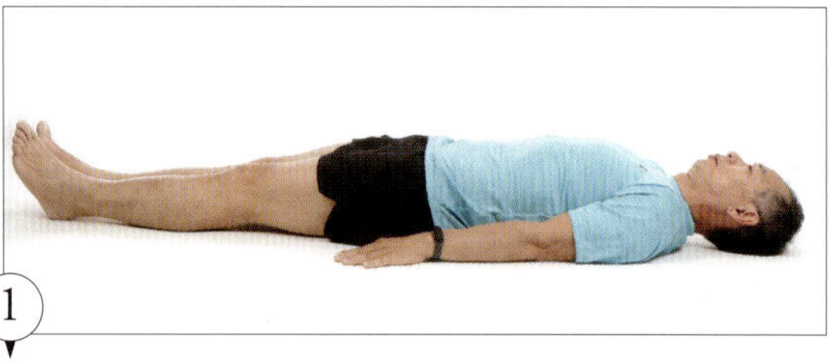

STEP 1 身體平躺，雙手放置臀部兩側，掌心朝下。

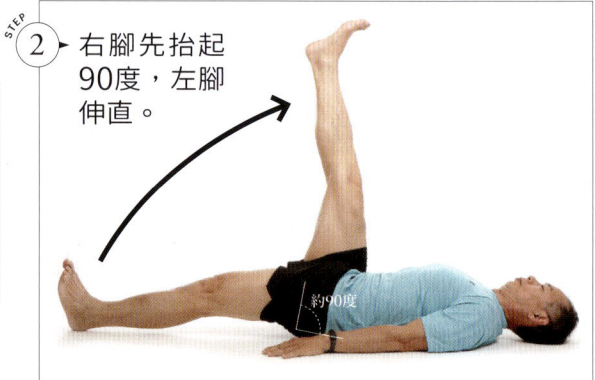

STEP 2 右腳先抬起90度，左腳伸直。

約90度

第二章 核心逆齡節拍超慢跑

| 動作要點 | 雙腳必須併攏，盡量不要分開，要靠腹部核心肌肉收縮，將腿緩緩舉起。 |

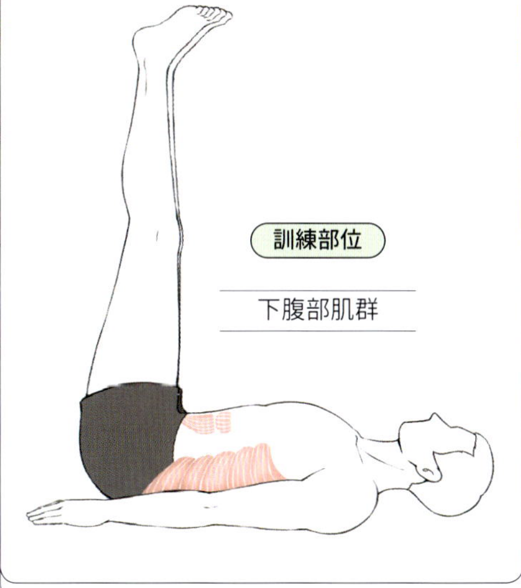

訓練部位

下腹部肌群

3 吐氣，將雙腳慢慢伸展出去，膝蓋伸直到盡量貼近地板但不落地，總共來回10次。

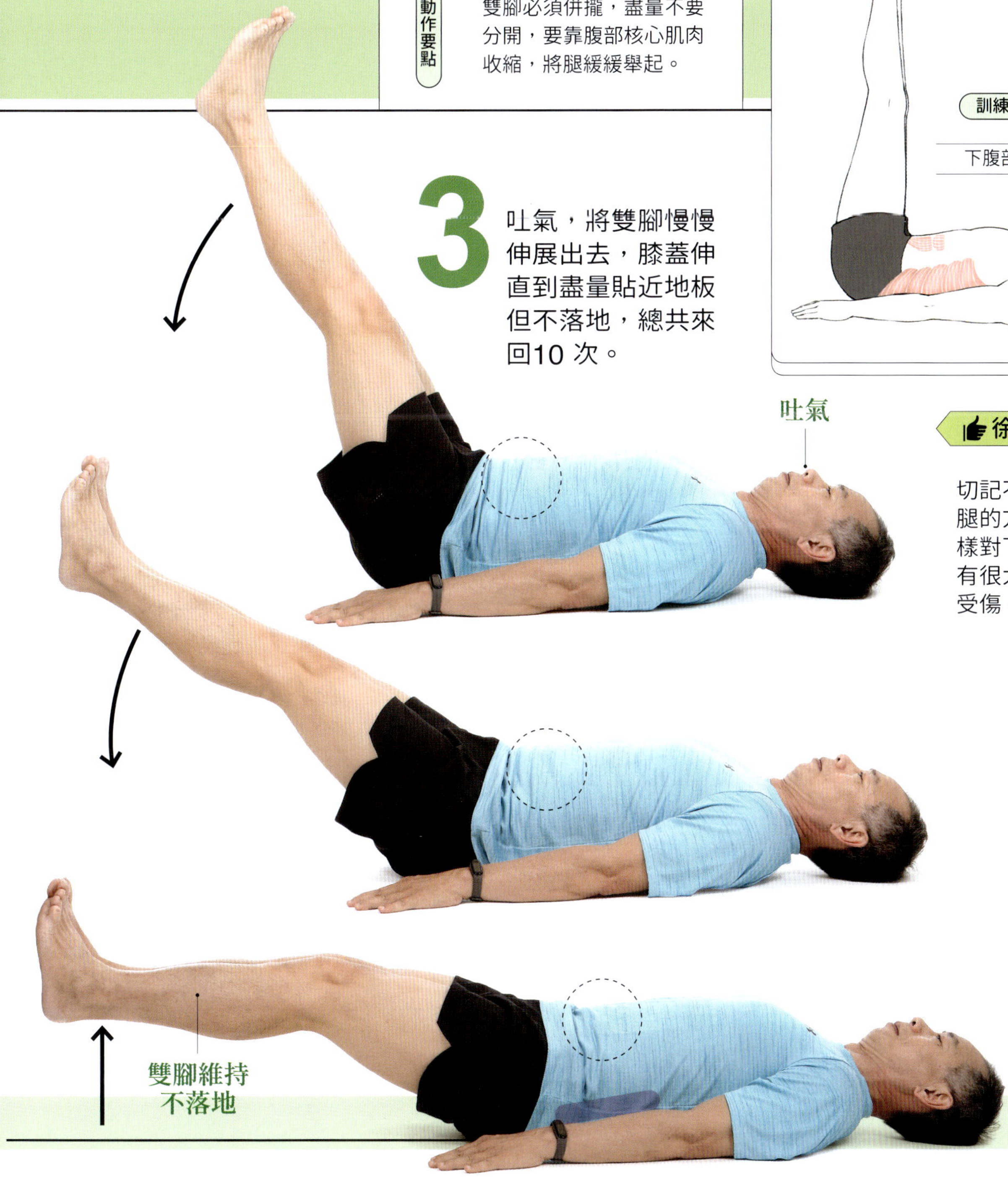

吐氣

👍 **徐老師小叮嚀**

切記不可用拋甩雙腿的方式舉起，這樣對下背部脊椎會有很大影響，容易受傷。

雙腳維持不落地

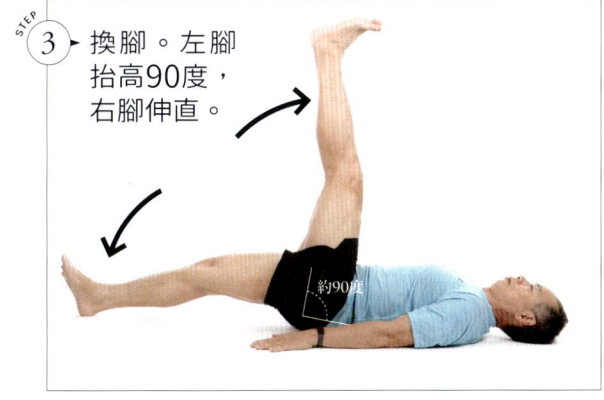

STEP 3 ▶ 換腳。左腳抬高90度，右腳伸直。

約90度

V字捲腹

✓ 腹直肌的鍛鍊，保持軀幹的穩定和身體平衡。

運動頻率 每1至2天訓練一次 ｜ 每次訓練1組 ｜ 每組10次

1 身體平躺，雙腳直膝併腿放置地板上，雙手微曲，放置耳朵兩側。

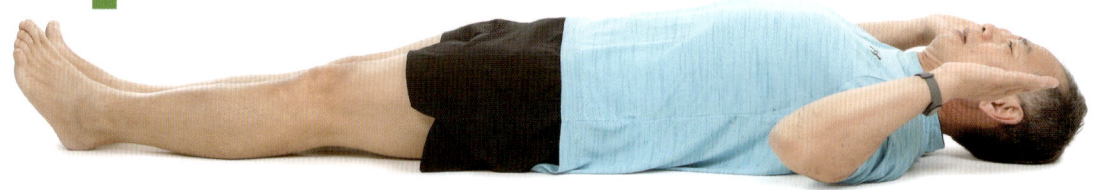

2 收緊腹部肌肉，吸氣，慢慢將雙手與雙腿直膝舉起，手摸膝蓋，頭和肩背需離地，讓身體呈V字形。

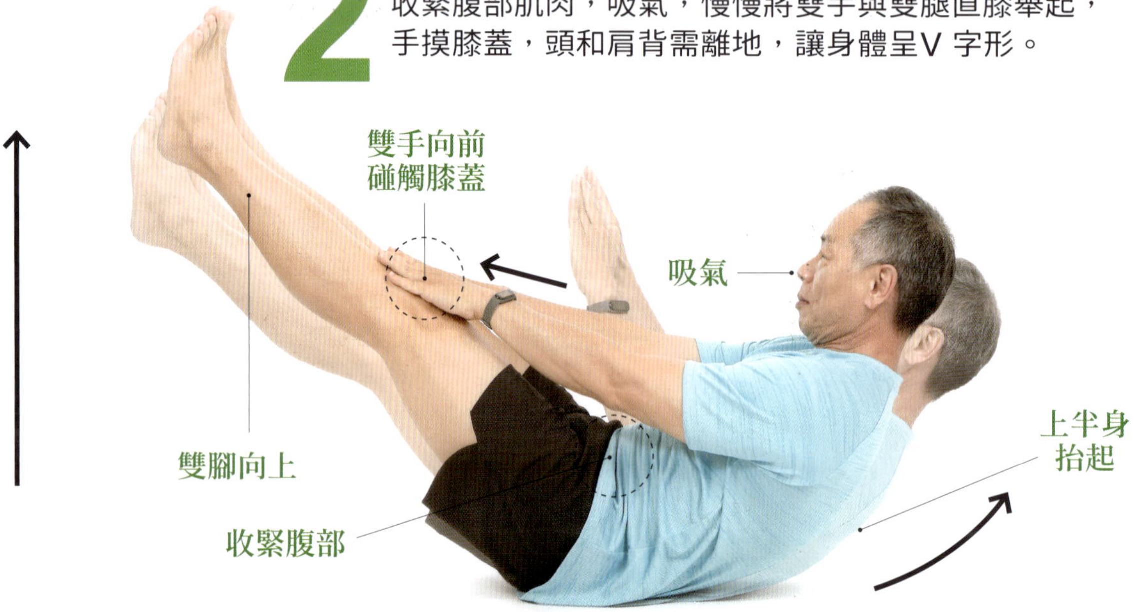

- 雙手向前碰觸膝蓋
- 吸氣
- 雙腳向上
- 收緊腹部
- 上半身抬起

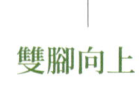

初學者這樣做

抱膝V字捲腹

如果直膝舉起有問題、感覺不舒服的話，也可以先用屈膝，雙手抱膝，做到肩背離開地板即可。

STEP 1 雙腳直膝併攏放在地面，雙手微曲，放置耳朵兩側。

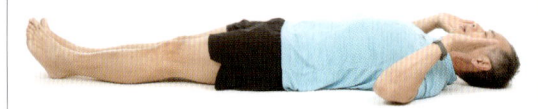

CHECK 如果肩背與雙腳無法同時舉起可以先屈膝。

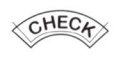

STEP 2 吸氣，慢慢將雙手與雙腿屈膝舉起。

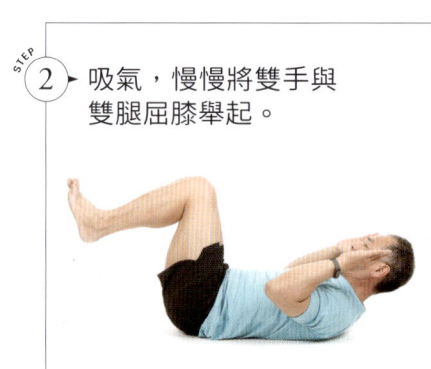

036　第二章　核心逆齡節拍超慢跑

動作要點	靠腹部肌肉收縮，手和腿緩緩舉起，切記不可用手腳的重量直接甩起來，這樣對下背部脊椎會造成壓迫，容易受傷。	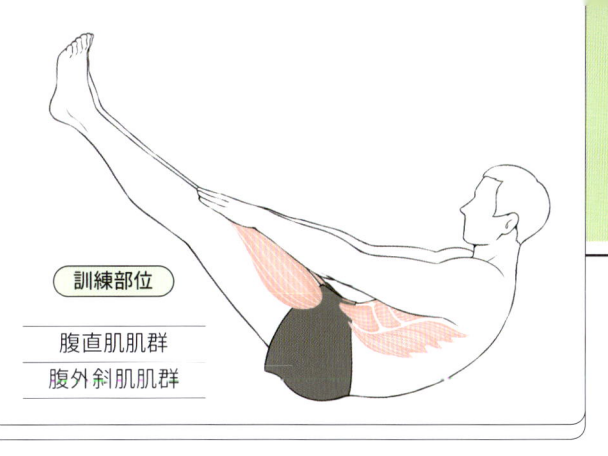 訓練部位
		腹直肌肌群
		腹外斜肌肌群

3
吐氣，慢慢延展雙腿和頭、肩背回到預備姿勢貼近地面，有助於腹肌持續施力。

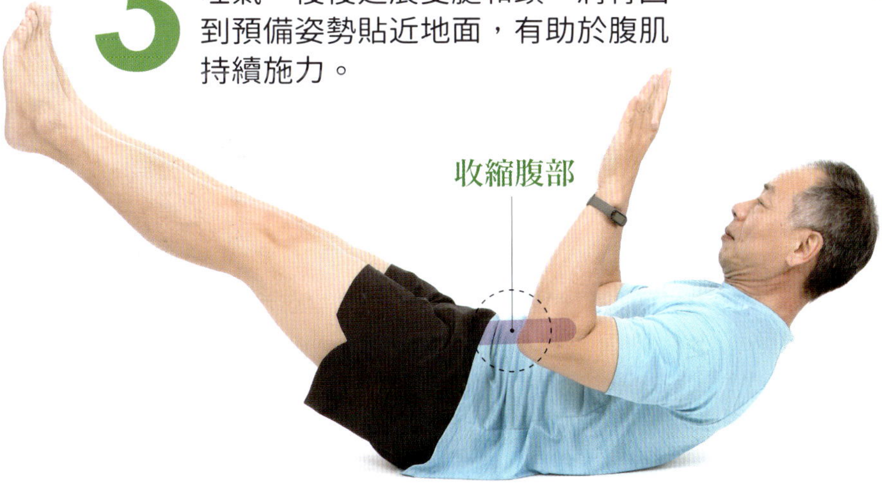

收縮腹部

👍 **徐老師小叮嚀**

建議脊椎滑脫或壓迫者（急性期），避免做這個動作。

4
吐氣。慢慢延展，雙腳和頭肩背回到貼近地面。

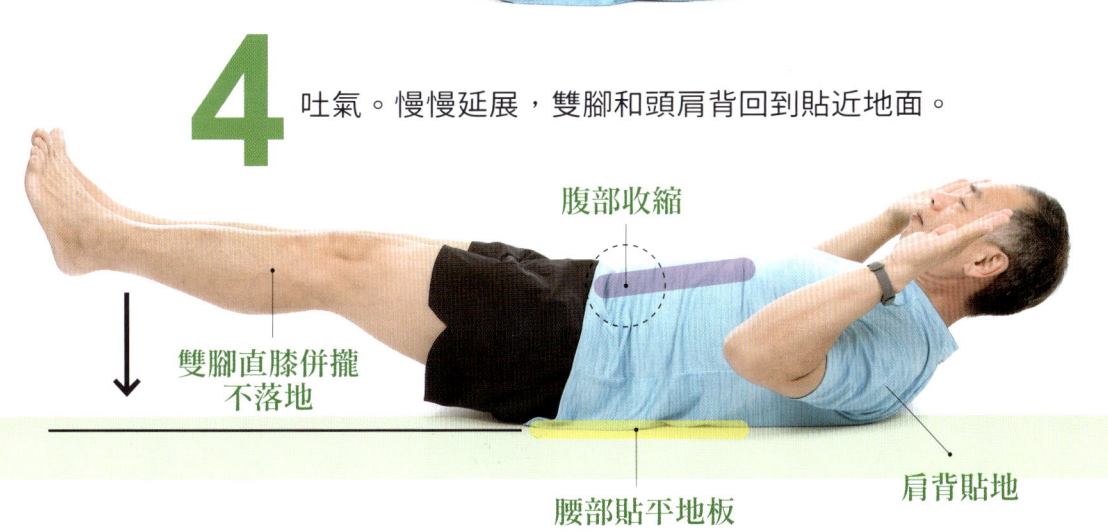

腹部收縮
雙腳直膝併攏不落地
腰部貼平地板
肩背貼地

STEP 3 ▸ 肩背抬起來，手去抱膝，只要肩背有離開地板即可。

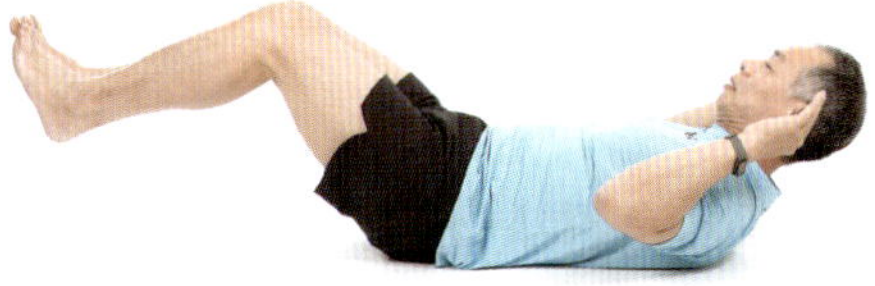

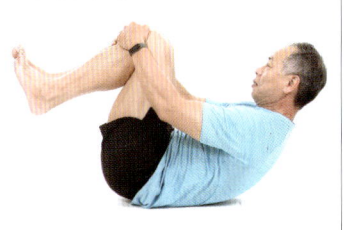

STEP 4 ▸ 吐氣，再慢慢延展身體回到預備姿勢。

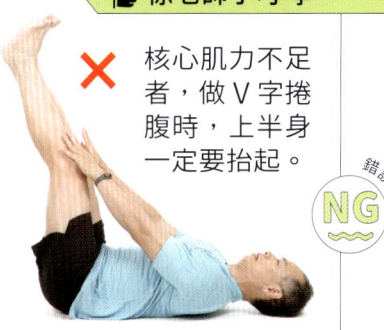

👍 **徐老師小叮嚀**

❌ 核心肌力不足者，做 V 字捲腹時，上半身一定要抬起。

NG 錯誤動作

〔全圖解〕核心逆齡節拍超慢跑　037

POSE 11 左右側棒式

✓ 腹部肌群可穩定腰椎，減少腰背痛，另有助於起床、站起與下蹲的動作。

運動頻率 每1至2天訓練一次｜每次訓練1組｜每次停30秒

左側棒式

1 身體向左側躺，以手肘前臂與腿支撐地板，肩肘垂直。右手可以按壓在胸前的地板，輔助推撐起身體，兩腳膝蓋伸直併攏，讓身體成一直線。

2 吸氣，慢慢將髖關節推撐起來，膝蓋、小腿離地。

CHECK 屁股夾緊，身體成一直線

縮腹　離地　手肘成90度

3 可將右手舉起貼近耳朵，停滯30秒。

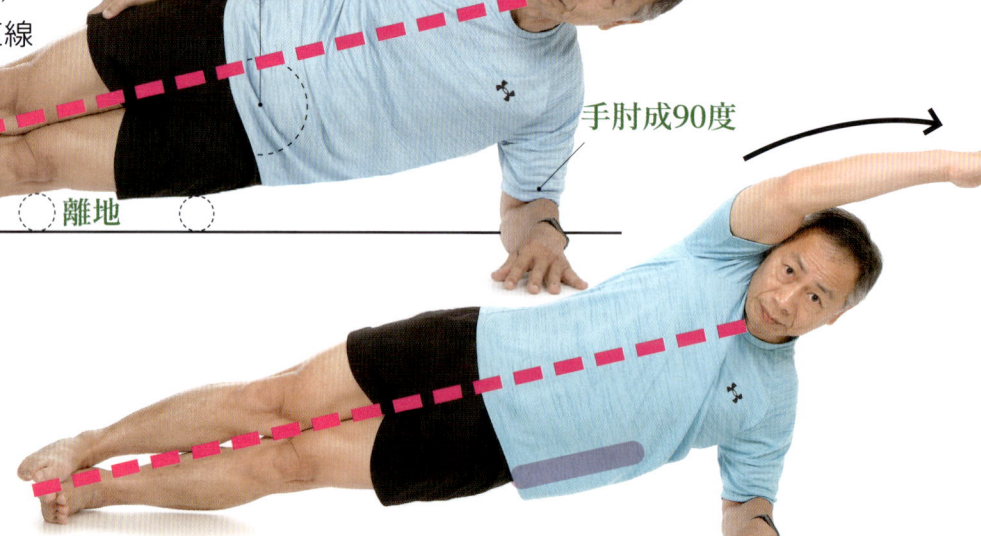

初學者這樣做

雙手撐地側棒式

一開始練習撐不起來的人，可以像預備姿勢，雙手撐地，用力將髖、膝、小腳盡量成一直線，推撐離地，停滯30秒。

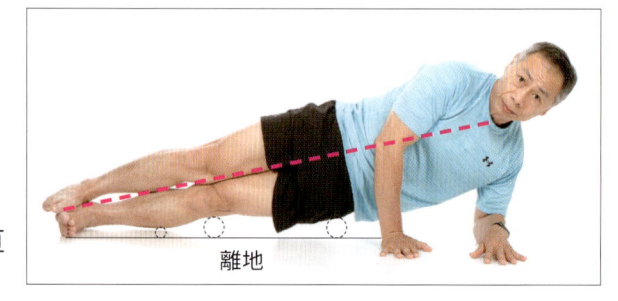

離地

038　第二章　核心逆齡節拍超慢跑

訓練部位
腹外斜肌肌群

動作要點：側抬時臀部不要過高或太低，雙腳保持伸直，要求側邊臀、膝蓋及小腿離地成一直線。

右側棒式

4 將身體向右側躺，以手肘前臂與腿支撐地板，肩肘垂直，左手可以按壓在胸前地板輔助推撐，兩腳膝蓋伸直併攏，身體成一直線。

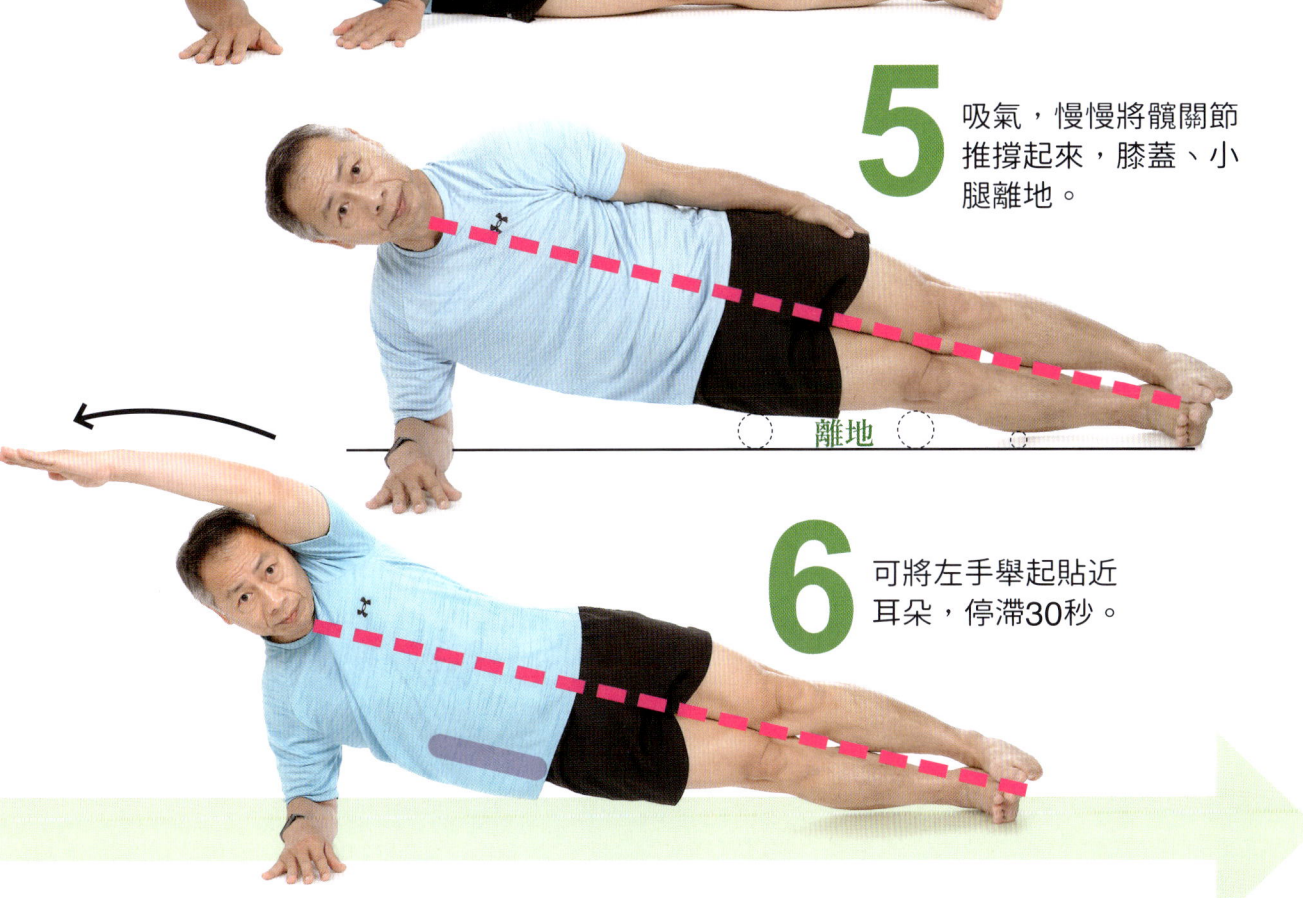

5 吸氣，慢慢將髖關節推撐起來，膝蓋、小腿離地。

離地

6 可將左手舉起貼近耳朵，停滯30秒。

徐老師小叮嚀
側躺時，肩肘要垂直，臀部跟小腳要離地；如果真的無法撐起，可以用手輔助，協助推撐。

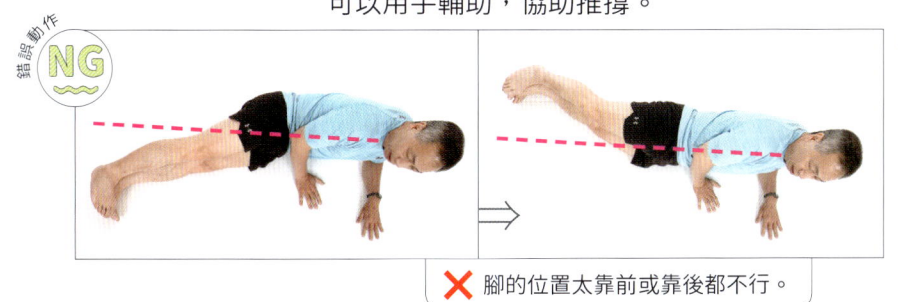

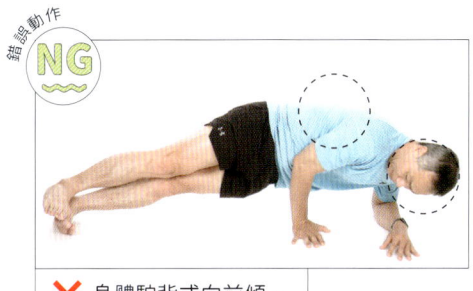

錯誤動作 NG：✗ 腳的位置太靠前或靠後都不行。

錯誤動作 NG：✗ 身體駝背或向前傾。

〔全圖解〕核心逆齡節拍超慢跑

POSE 12 橋式

✓ 告別腰痠背痛、膝關節疼痛的老毛病，預防失禁與改善輕微漏尿的狀況。

運動頻率：每1至2天訓練1次｜每次靜態30秒・動態10次

初學者這樣做

靜態橋式（等長訓練）

1 身體平躺，兩腳屈膝打開約肩寬，腳掌貼於地面，雙手置於臀部兩側，掌心朝下，背部平貼地板。

2 吸氣，慢慢抬起臀部，臀部內縮夾緊至下背會痠的程度，盡量使身體呈一直線，停滯30秒。

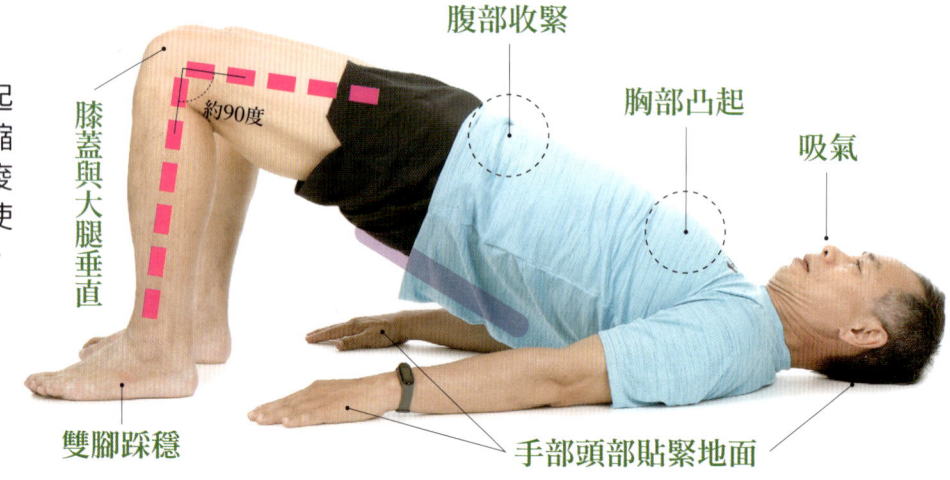

- 膝蓋與大腿垂直
- 約90度
- 雙腳踩穩
- 腹部收緊
- 胸部凸起
- 吸氣
- 手部頭部貼緊地面

3 吐氣，慢慢下放身體。

👍 徐老師小叮嚀

記得讓**全腳掌著地**，有些學員習慣踮腳尖撐著，請將腳掌扎實地貼在地上，並使腹部用力，將臀部抬到最高點。

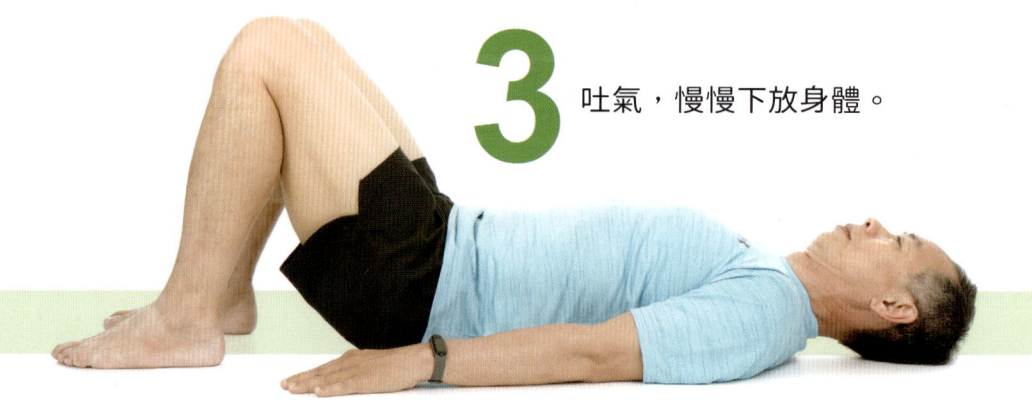

040　第二章　核心逆齡節拍超慢跑

動作要點：平躺在地面，膝蓋彎曲、雙腳貼地，脛骨與地面垂直、掌心貼地。雙腳站穩，將臀部往上抬，直到股四頭肌和軀幹呈一直線，記得正常呼吸、不要憋氣。

訓練部位
- 腹直肌肌群
- 腹外斜肌肌群

動態橋式（等張訓練）

1 身體平躺，兩腳屈膝打開約肩寬，腳掌貼於地面，雙手置於臀部兩側，掌心朝下，背部平貼地板。

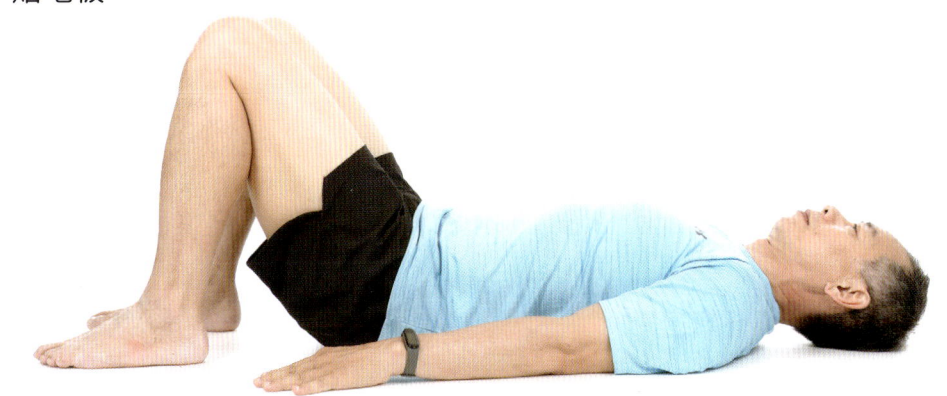

2 吸氣，慢慢抬起臀部，臀部內縮夾緊至下背會痠的程度。盡量使身體呈一直線。

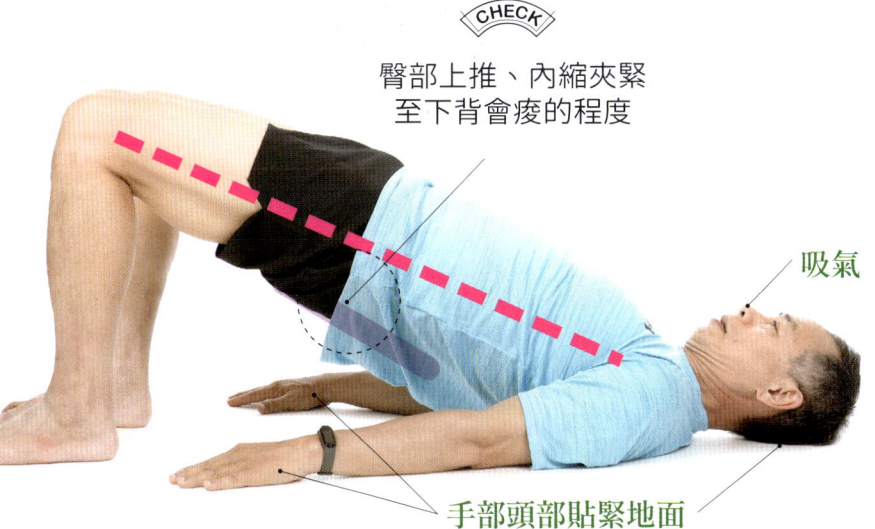

CHECK 臀部上推、內縮夾緊至下背會痠的程度

吸氣

手部頭部貼緊地面

3 吐氣，慢慢下放身體。總共來回10次。

吐氣

〔全圖解〕核心逆齡節拍超慢跑

POSE 13 抱膝滾背

✓ 減少下背疼痛，強化核心肌力。

運動頻率 每天訓練1次 | 每次1組 | 每組15下

1 兩腳屈膝併腿，雙手抱膝，靠近胸部。

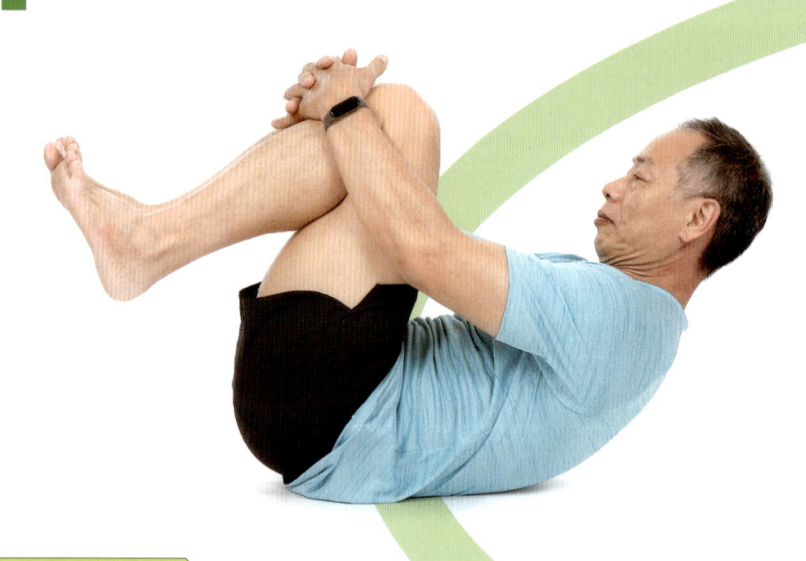

👍 徐老師小叮嚀

肩頸腰背纖維化的初學者，幅度不宜太大，如有不舒服，隨時可以平躺休息，再繼續練習，長期下來，可以改善腰背痠痛的問題。

初學者這樣做

抱大腿滾背

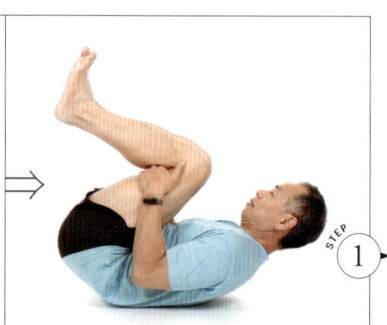

CHECK
年長、較肥胖或是抱膝較為困難者，皆可以從初學者的動作開始做起。

STEP 1 兩腳屈膝併腿，雙手環抱膝蓋後側，大腿盡量靠近胸部。

042　第二章　核心逆齡節拍超慢跑

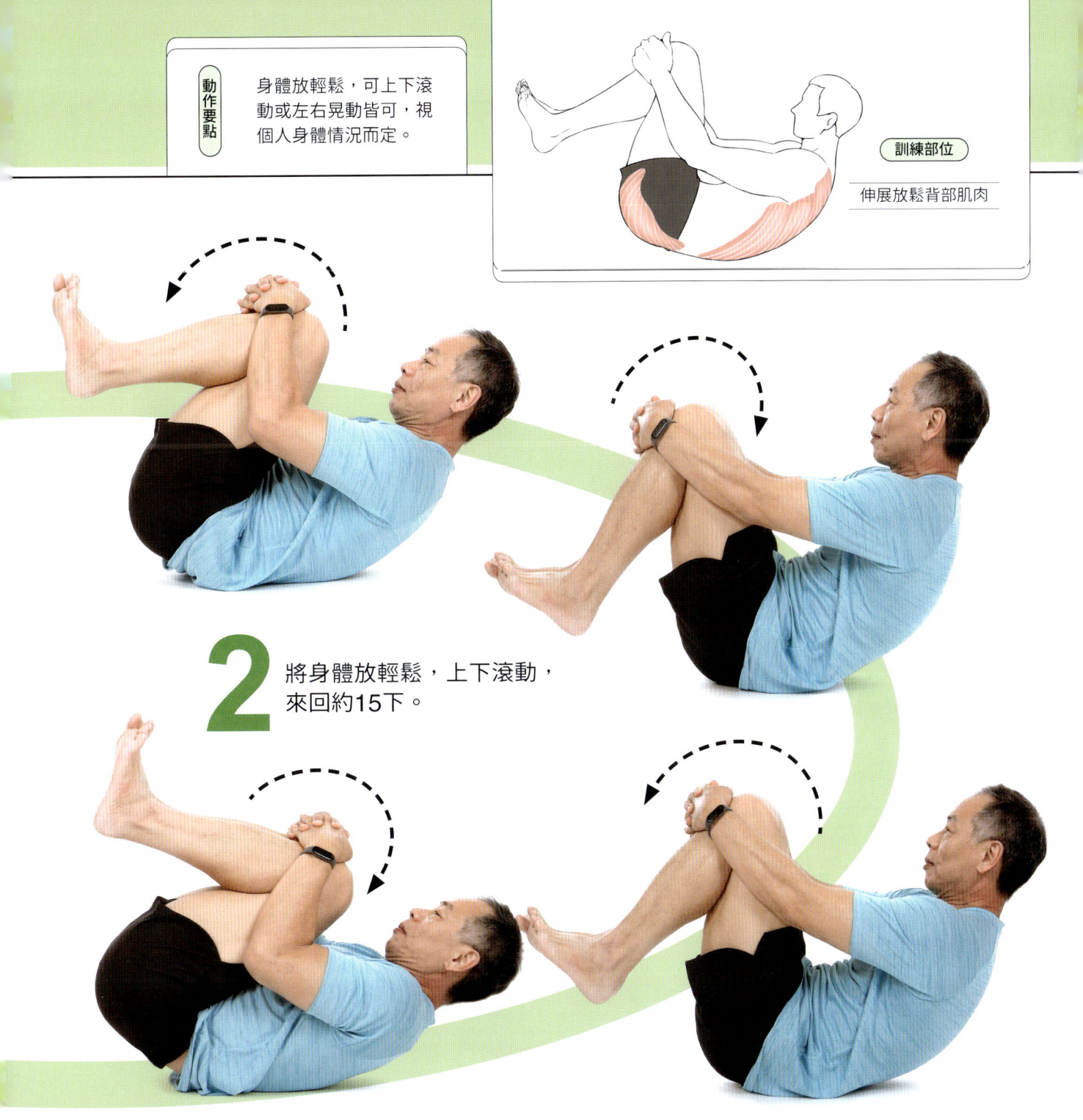

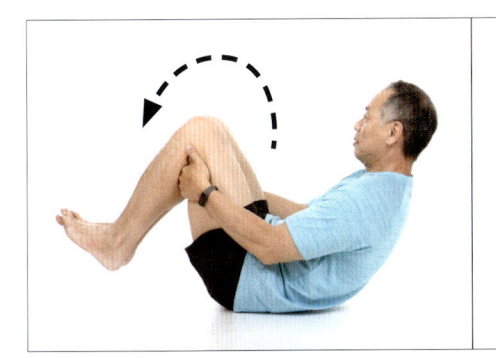

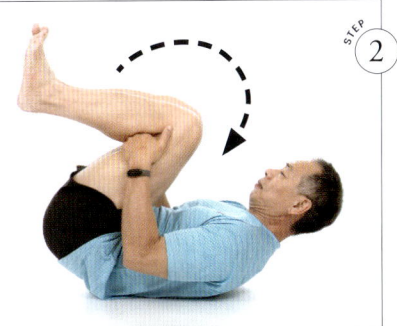

| 動作要點 | 身體放輕鬆，可上下滾動或左右晃動皆可，視個人身體情況而定。 |

訓練部位：伸展放鬆背部肌肉

2 將身體放輕鬆，上下滾動，來回約15下。

STEP 2 ▸ 將身體放輕鬆，上下滾動，來回約15下。

〔全圖解〕核心逆齡節拍超慢跑　043

伏地推撐

POSE 14

✓ 鍛鍊全身肌肉，增進新陳代謝，緩解肩頸疲勞感，增加骨質密度、保護肩頸。

運動頻率 每2至3天訓練一次 | 每次3組 | 每組10次 | 組間休息約20秒

1 身體俯臥，兩手掌按壓在胸部兩側，手指頭朝前微開，腳尖撐地。

NG 錯誤動作：不可以將額頭貼地，當作支撐，很容易造成肩頸、脊椎受傷。

2 吐氣並且收緊腹部，手掌慢慢將身體推撐起來。

約90度 · 身體成一直線 · 吐氣 · 收緊腹部

初學者這樣做　入門跪膝肘撐

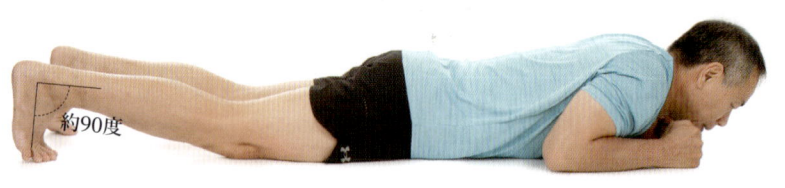

STEP 1 肩關節要趴下來，用下巴貼地。手肘約肩寬，兩腳弓起來（足踝部約成90度）。

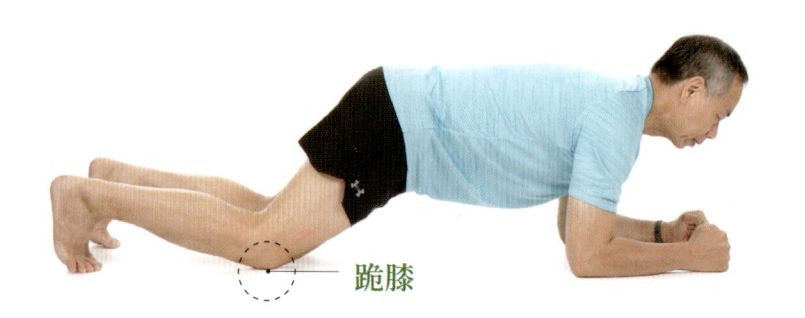

STEP 2 雙手跟棒式一樣，雙腳採跪膝。慢慢推撐起來，用力縮腹，上下10次。

約90度 · 跪膝

訓練部位
胸、肩背肌群
手臂肌群

動作要點　手掌根部用力，身體上下帶動時，腹部和腰部要同時用力收縮，背部呈現一直線，用核心力量提起身體。

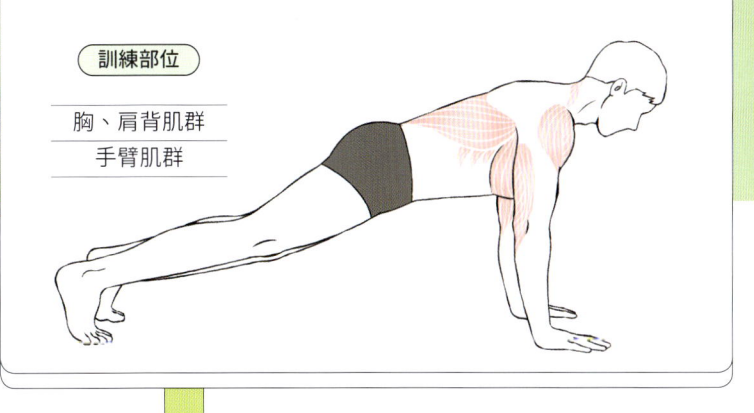

徐老師小叮嚀　操作時，如果手肘外翻，容易造成拇指與食指翹起，嚴重時會使手肘與手腕受傷；記得用手掌根部出力，5根手指吸附在地板上的感覺，手肘盡量沿著腋下屈伸(手肘與腋下最多呈45度)，手肘一旦過度彎曲，就會讓其他部位的肌肉代償，而失去訓練效果。

3 吸氣並縮腹，慢慢屈肘下去。

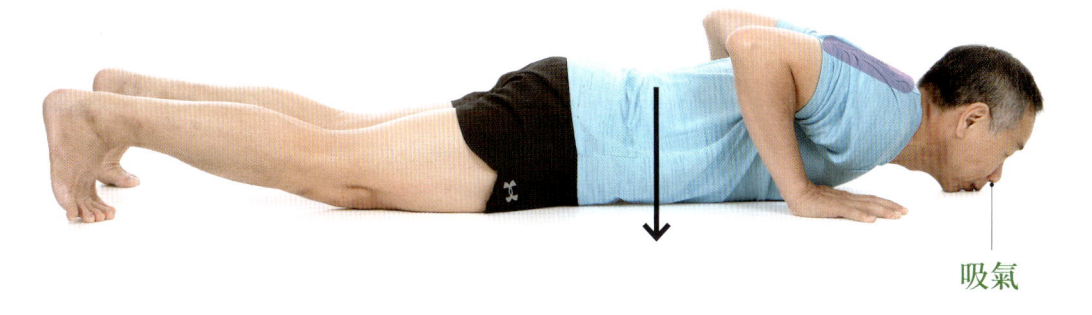

吸氣

初階直膝肘撐

手肘約肩寬，兩腳弓起來。雙手跟棒式一樣，慢慢推撐起來，膝蓋上下10次必須離地，用力縮腹。

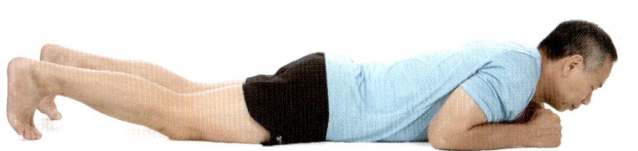

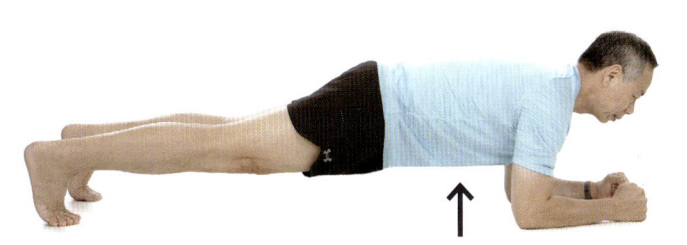

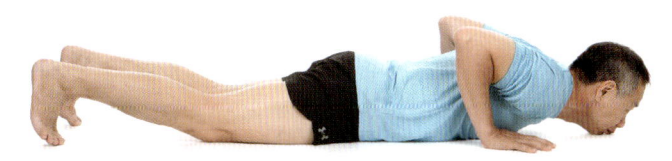

中階跪膝掌撐

採跪膝，兩腳弓起來（足踝部約成90度），僅推撐上半身，膝蓋不動，上半身往上抬，腹部收緊（來回10次）。

〔全圖解〕核心逆齡節拍超慢跑　045

俯臥肩背伸展

POSE 15

示範影片

✓ 收縮肩背肌群，強化脊椎周圍的肌肉，有助於舒緩肩頸僵硬。

運動頻率：每2至3天訓練1次 ｜ 每次1組 ｜ 每組10次

動作要點：做肩背伸展時，記得不要抬頭，才能真正運動到肩背肌群。

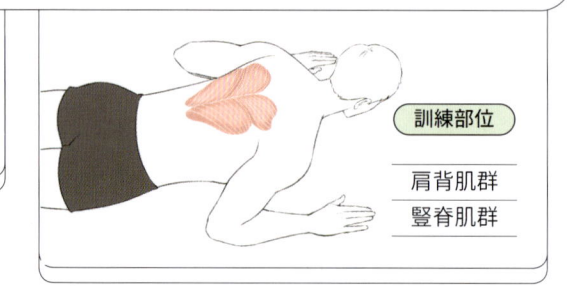

訓練部位：
- 肩背肌群
- 豎脊肌群

1 俯臥在地板上，雙手掌心貼地放在臉頰兩側，兩腳打開約肩寬，腳背平貼地板。

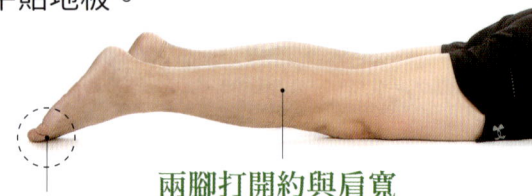

- 腳貼地
- 兩腳打開約與肩寬

2 腹部用力、吸氣，慢慢將頭跟肩背緩緩上抬，手肘離地後做擴胸夾背。

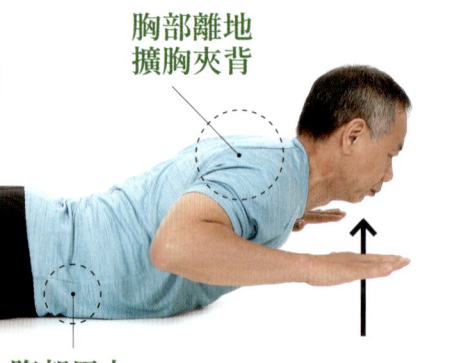

- 胸部離地擴胸夾背
- 腹部用力

3 吐氣，慢慢放下身體，來回10次。

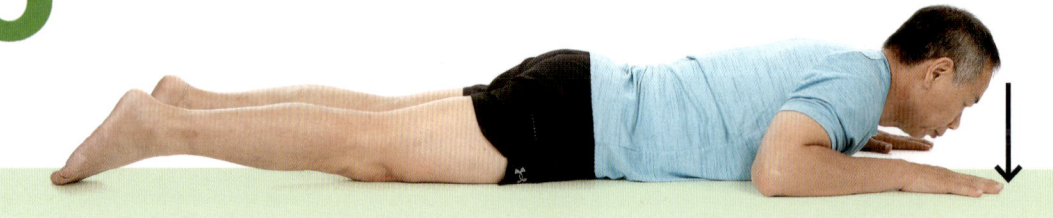

👉 **徐老師小叮嚀**：上半身抬離地板後，記得擴胸夾背，也就是手肘往背部方向夾緊。

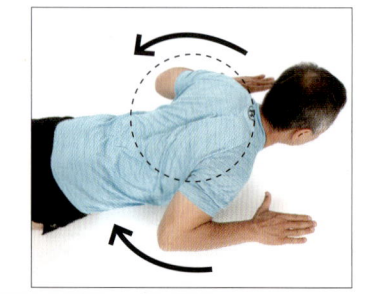

046　第二章　核心逆齡節拍超慢跑

POSE 16 俯臥肩背臀伸展

✓ 藉由肩背與腿、臀部肌群收縮，有助於舒緩肩頸與下背痠痛。

運動頻率：每2至3天訓練1次 | 每次1組 | 每組10次

動作要點：做肩背伸展時，記得**不要抬頭**，才能真正運動到肩背肌群；雙腿抬起時，膝蓋要夾緊併攏。

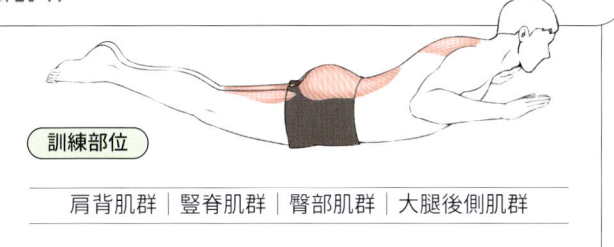

訓練部位：肩背肌群 | 豎脊肌群 | 臀部肌群 | 大腿後側肌群

1 俯臥在地板上，雙手掌心貼地放在臉頰兩側，兩膝併攏，腳背平貼地板。

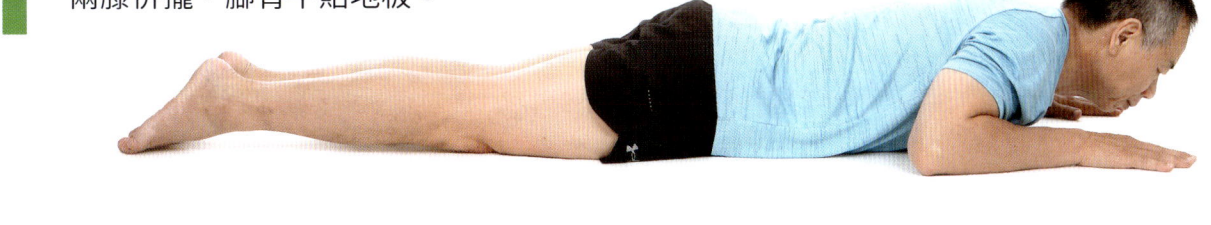

2 腹部用力、吸氣，慢慢將頭跟肩背緩緩上抬，手肘離地後做擴胸夾背，同時膝蓋併攏夾緊抬離地板。

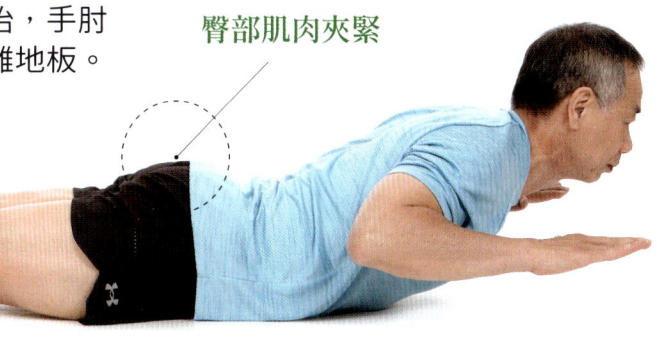

> 臀部肌肉夾緊
> 膝蓋併攏夾緊抬離地板

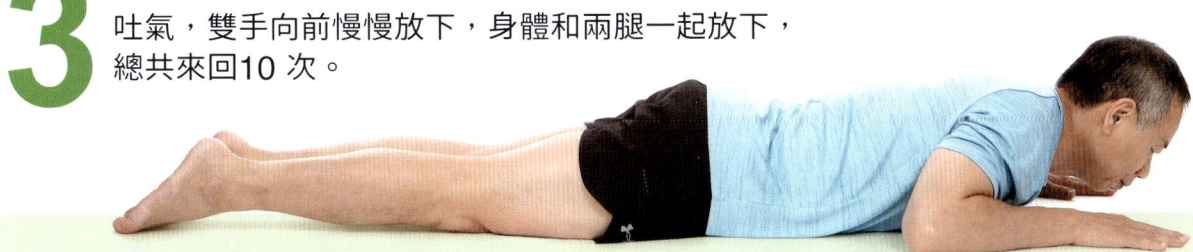

3 吐氣，雙手向前慢慢放下，身體和兩腿一起放下，總共來回10次。

👍 徐老師小叮嚀

這個動作避免膝蓋彎曲度過大，會減少阻力而降低訓練效果。

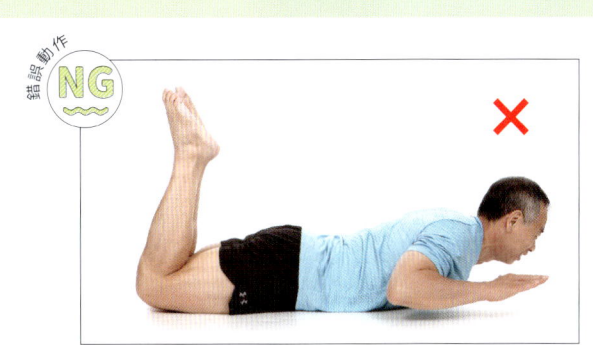

NG錯誤動作 ✗

眼鏡蛇式

《POSE》17 示範影片

✓ 有助於舒緩肩頸與腰背痠痛。

運動頻率：每2至3天訓練一次 | 每次2組 | 每組約20秒 | 組間休息20秒

動作要點：手肘緊貼腋下，推伸時手肘切記勿推直。

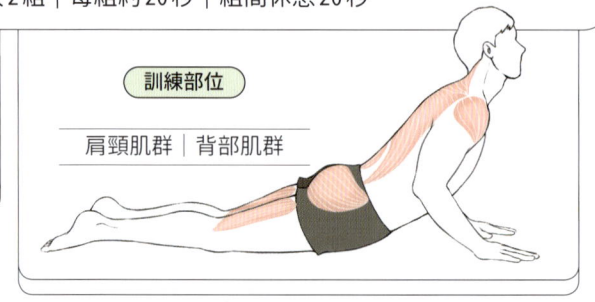

訓練部位：肩頸肌群 | 背部肌群

1
俯臥在地板上，手掌按壓地板，放在胸部兩側，手肘貼緊腋下，兩腳打開約肩寬，腳背平貼地板。

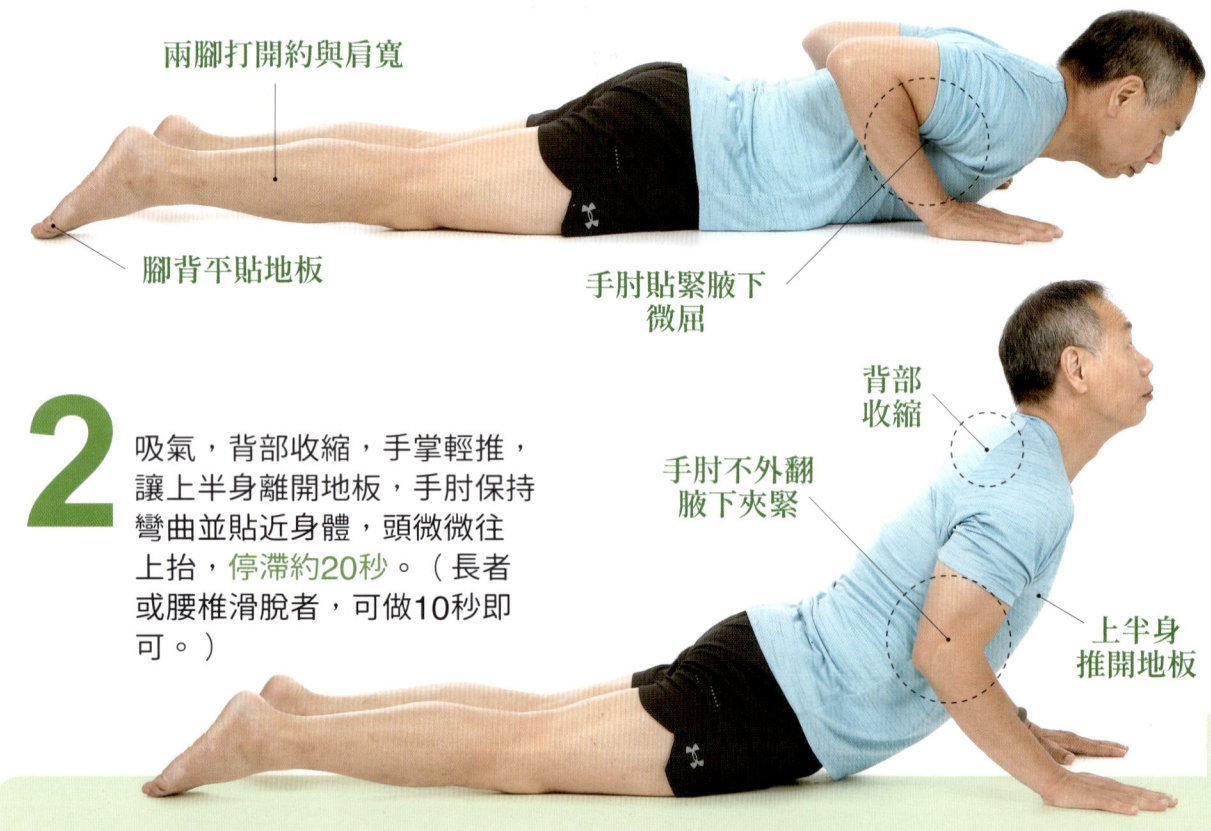

- 兩腳打開約與肩寬
- 腳背平貼地板
- 手肘貼緊腋下微屈

2
吸氣，背部收縮，手掌輕推，讓上半身離開地板，手肘保持彎曲並貼近身體，頭微微往上抬，停滯約20秒。（長者或腰椎滑脫者，可做10秒即可。）

- 背部收縮
- 手肘不外翻腋下夾緊
- 上半身推開地板

👍 **徐老師小叮嚀**
手肘推直，阻力重量反倒會落在手掌。

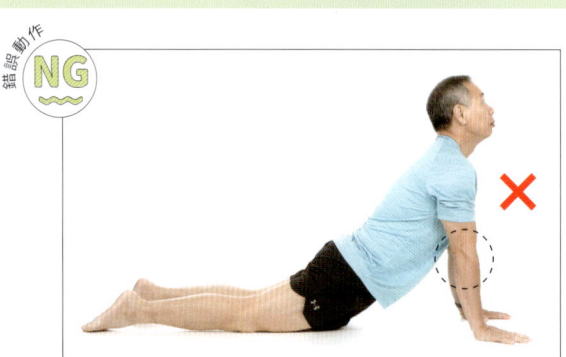

錯誤動作 NG

第二章　核心逆齡節拍超慢跑

POSE 18 俯臥抬腿

✓ 有助舒緩腰背臀的痠痛

運動頻率：每2至3天訓練一次 | 每次2組 | 每組約20秒 | 組間休息20秒

動作要點：腿抬離地時，膝蓋可微屈，不移過度彎曲。

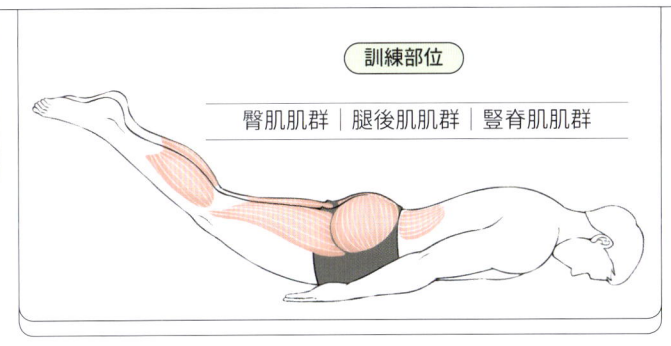

訓練部位：臀肌肌群 | 腿後肌肌群 | 豎脊肌肌群

1 俯臥在地板額頭點地，雙手放在髖關節兩側，腳打開約肩寬，腳背平貼地板。

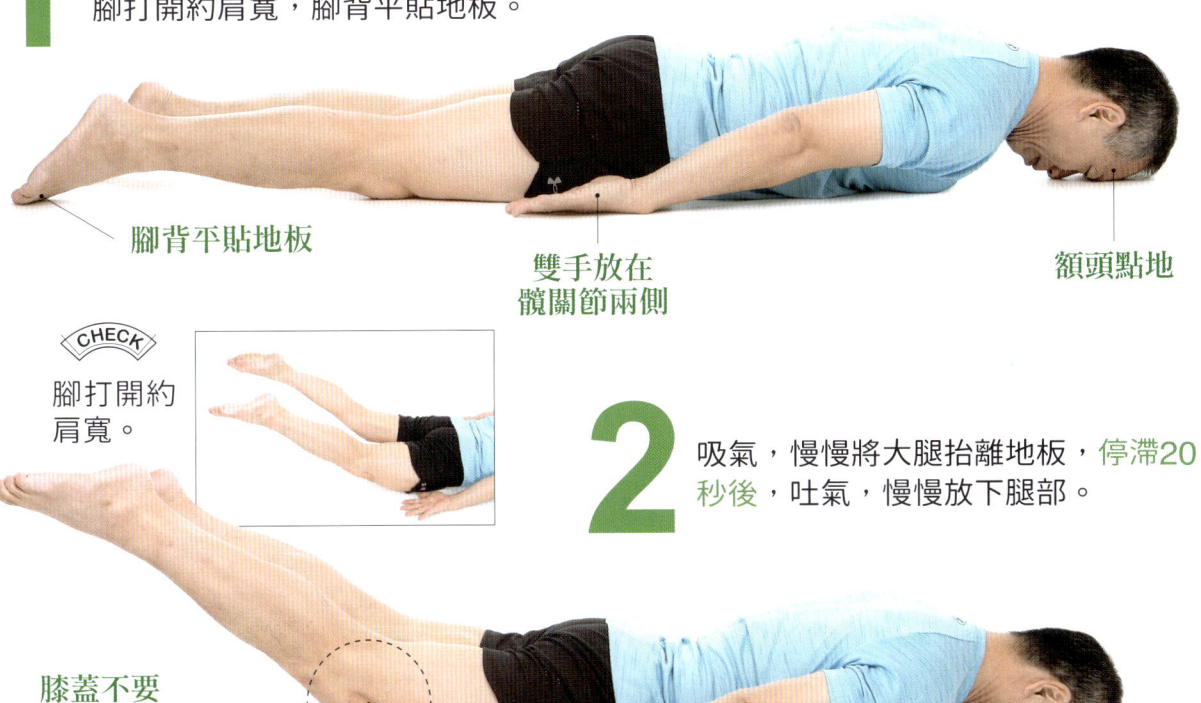

- 腳背平貼地板
- 雙手放在髖關節兩側
- 額頭點地

CHECK：腳打開約肩寬。

2 吸氣，慢慢將大腿抬離地板，停滯20秒後，吐氣，慢慢放下腿部。

- 膝蓋不要過度彎曲

錯誤動作 NG：膝蓋千萬不要彎曲

徐老師小叮嚀：下背疼痛者一開始訓練抬腿時會感到吃力是正常的，但膝蓋千萬不要彎曲過度。

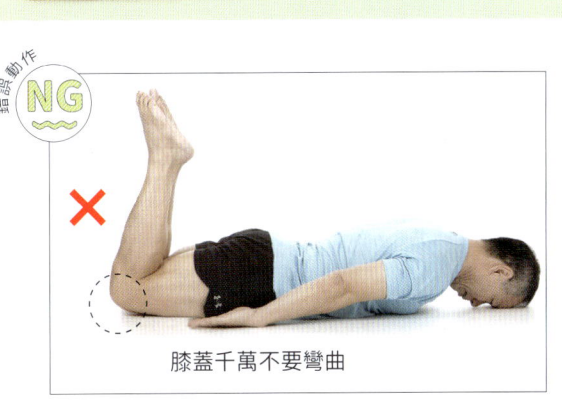

POSE 19 棒式

✓ 核心肌群能讓脊椎穩定、有支撐，並減少脊椎負擔，改善身體平衡體態。

運動頻率：每2至3天訓練1次 | 每次2組 | 每組約60秒 | 組間休息約60秒

1 俯臥在地上，兩手肘撐地約肩寬，肩肘呈垂直，雙腳約肩寬，腳尖著地。

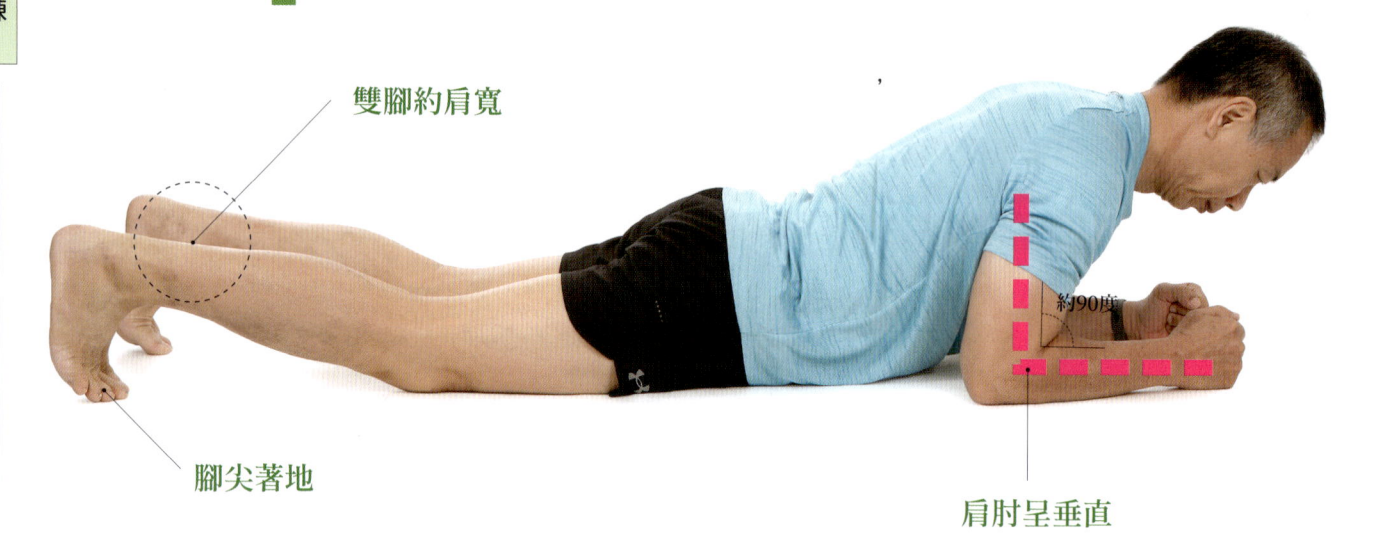

- 雙腳約肩寬
- 腳尖著地
- 約90度
- 肩肘呈垂直

初學者這樣做

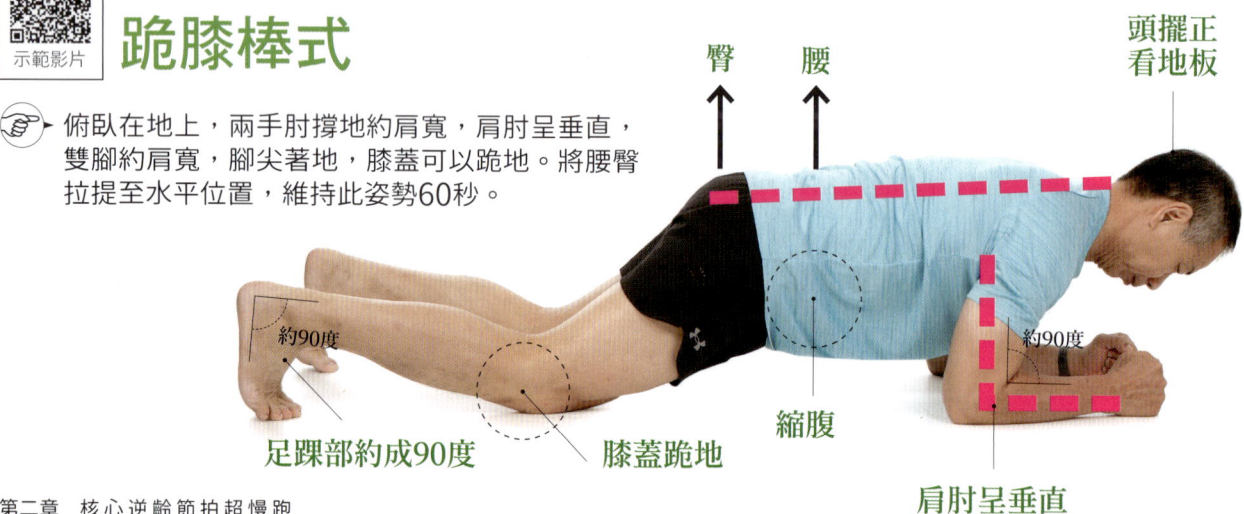

跪膝棒式

俯臥在地上，兩手肘撐地約肩寬，肩肘呈垂直，雙腳約肩寬，腳尖著地，膝蓋可以跪地。將腰臀拉提至水平位置，維持此姿勢60秒。

- 臀 ↑
- 腰 ↑
- 頭擺正看地板
- 約90度
- 足踝部約成90度
- 膝蓋跪地
- 縮腹
- 約90度
- 肩肘呈垂直

050　第二章　核心逆齡節拍超慢跑

訓練部位
核心肌群

動作要點　臀部不能上拱或是讓腰部往下掉，收緊腹部保持呼吸。

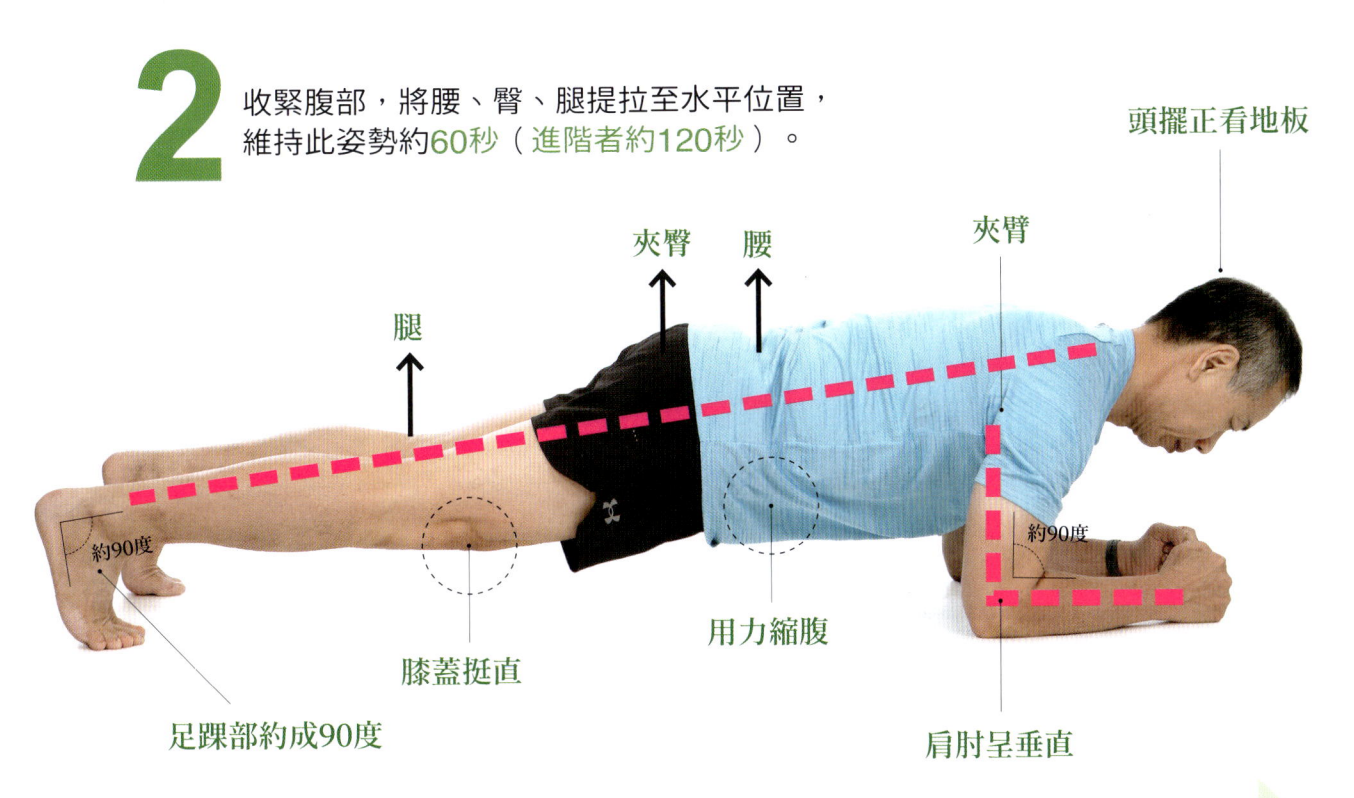

2　收緊腹部，將腰、臀、腿提拉至水平位置，維持此姿勢約60秒（進階者約120秒）。

- 頭擺正看地板
- 夾臀
- 腰
- 夾臀
- 腿
- 約90度
- 膝蓋挺直
- 用力縮腹
- 約90度
- 足踝部約成90度
- 肩肘呈垂直

徐老師小叮嚀　核心肌群無力的人，會有臀部上拱或是腰部往下掉的情形。
請收緊腹部撐住，慢慢增加秒數，只要多練習，會越來越好的。

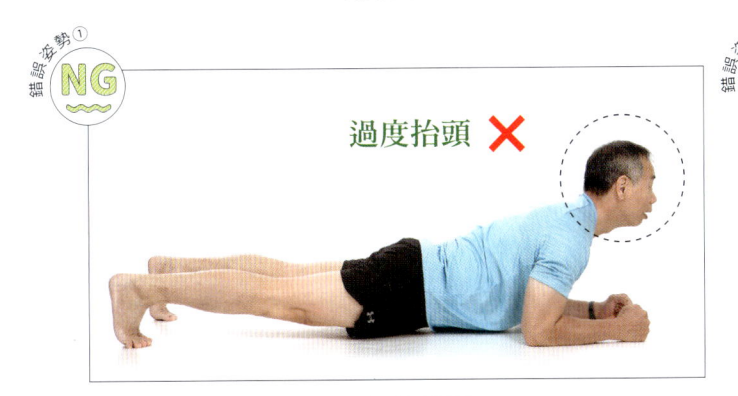

錯誤姿勢①　NG
過度抬頭 ✗
抬頭易造成腰部下沉，姿勢錯誤。

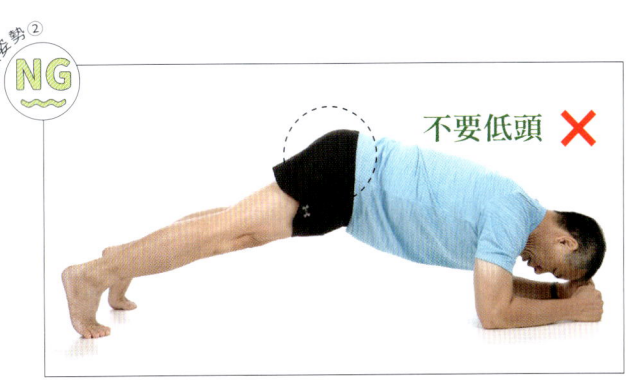

錯誤姿勢②　NG
不要低頭 ✗
低頭會重心往後退縮，臀部翹起，姿勢錯誤。

〔全圖解〕核心逆齡節拍超慢跑　051

腿部間歇有氧平衡訓練

POSE 20　示範影片

✓ 強化腿部與核心肌肉力量，提升人體平衡感、敏捷性與協調性，改善心肺功能，延緩身體老化速度，避免跌倒。

動作要點
前4個動作減少腳跟落地，刺激腳掌與小腿的肌肉。

暖身動作　節拍超慢跑1分鐘
（步頻180步／分鐘）

準備動作　做間歇訓練的5個動作時，先下載節拍器APP，節拍器APP調整到步頻400步／分鐘，節拍數「2」

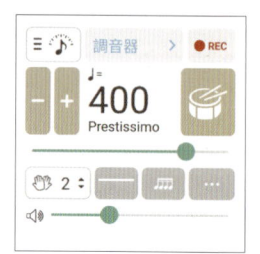

1　原地踮腳尖跑

將腳跟踮起來，用腳掌抓地板，刺激小腿肌肉，可讓末梢血液回流變快。

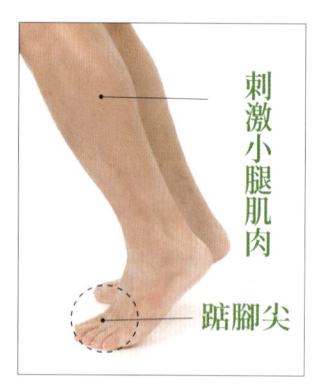

刺激小腿肌肉　踮腳尖

30秒後休息15秒

側面

徐老師小叮嚀
跑跳動作有助於加強腿部的肌肉發展，做到保密（保持骨質密度）防跌（預防跌倒）的效果。

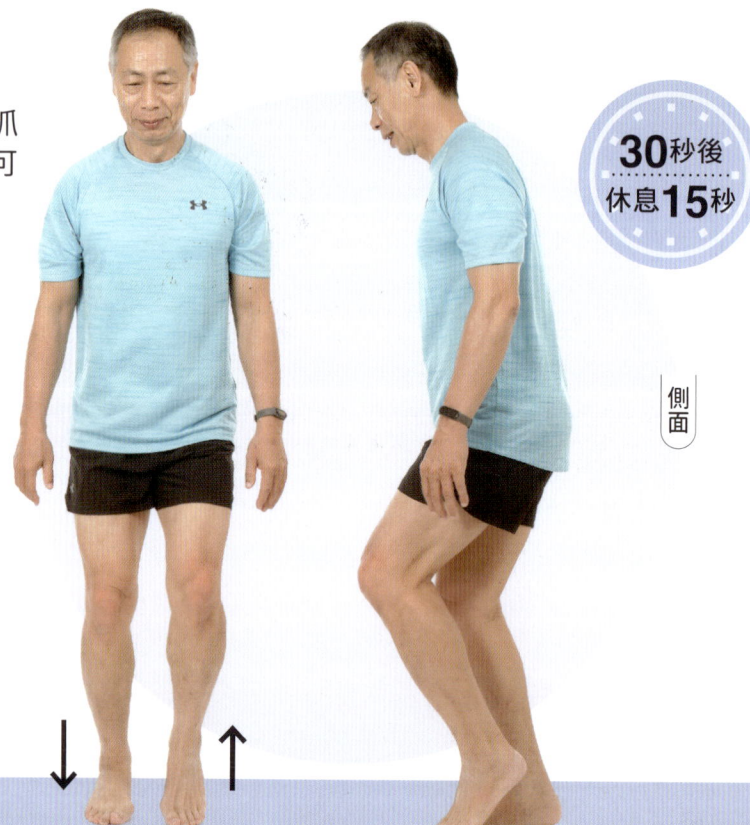

初學者這樣做

☞ 平衡感較差者可以扶牆，較有安全感，只要做到腳稍微離地即可。

示範影片

1　扶牆踮腳尖跑

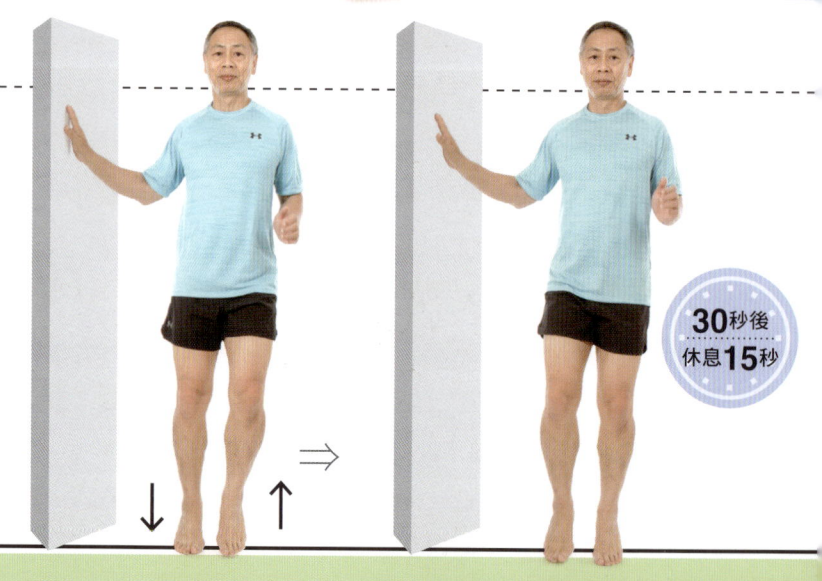

30秒後休息15秒

052　第二章　核心逆齡節拍超慢跑

| 運動頻率 | 每週至少3天 ｜ 每次約10分鐘 |

2 原地抬腿跑

快速原地抬腿跑，抬腿越高越喘，腳不需要抬太高有點累即可。

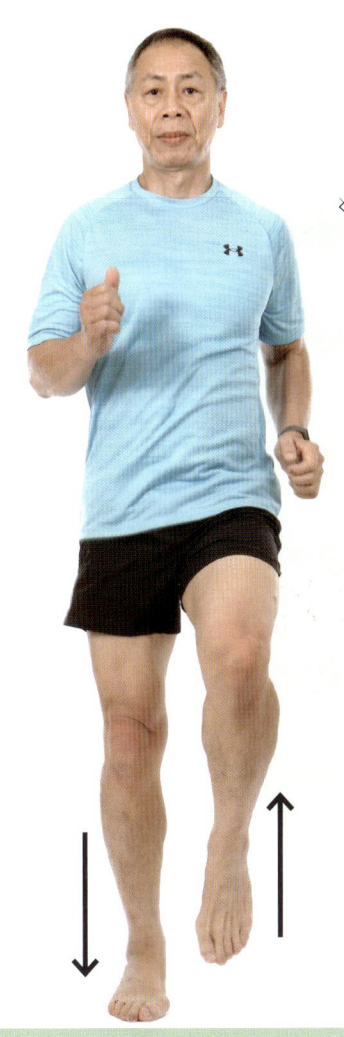

30秒後休息15秒

CHECK：雙手置腰際間，自然擺動

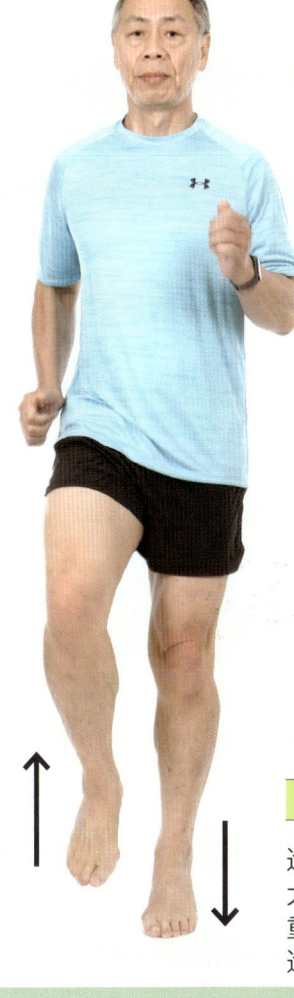

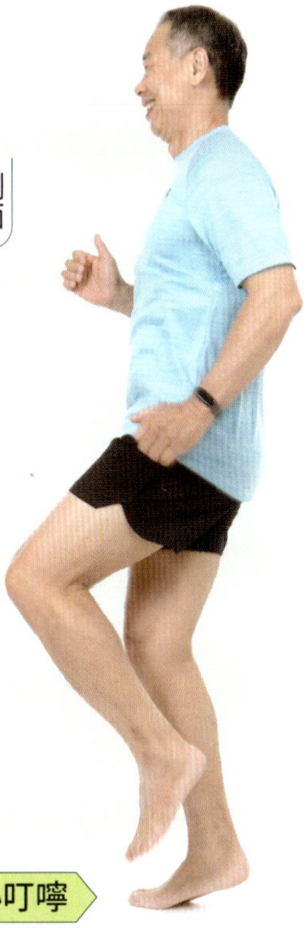

CHECK：腿部不需要抬太高

側面

👍 徐老師小叮嚀

進行原地抬腿跑時，腿部不需要抬太高，因為腿抬越高落地阻力越重，心臟負荷會越大，反而越喘。進階者可以加快頻率。

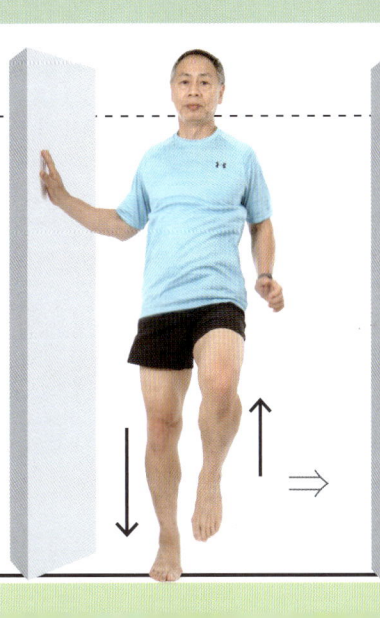

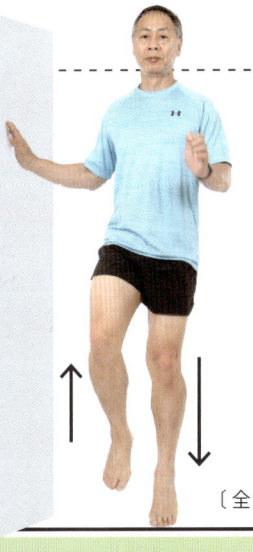

2 扶牆抬腿跑

30秒後休息15秒

〔全圖解〕核心逆齡節拍超慢跑　053

POSE 20　腿部間歇有氧平衡訓練

3　雙腳側併步跳躍

① 站立，雙手放置腰際間。併腿快速向左右跳躍。（跳躍時記得保持屈膝）
② 併腿快速向左右跳躍30秒後，休息15秒接第4個動作。

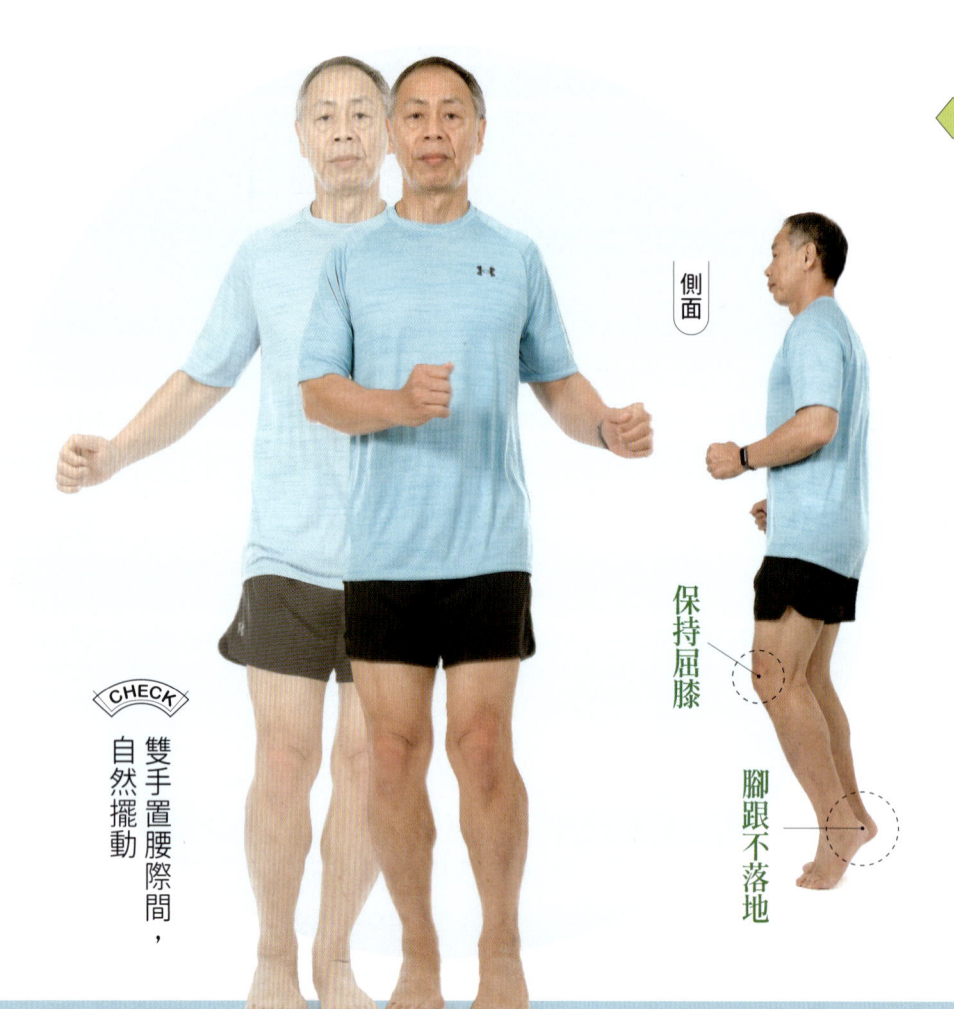

側面

徐老師小叮嚀

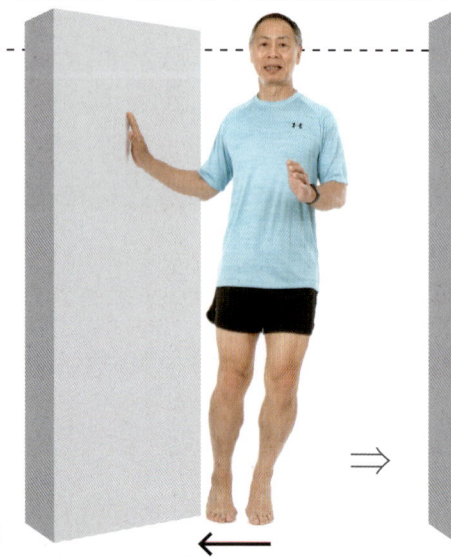

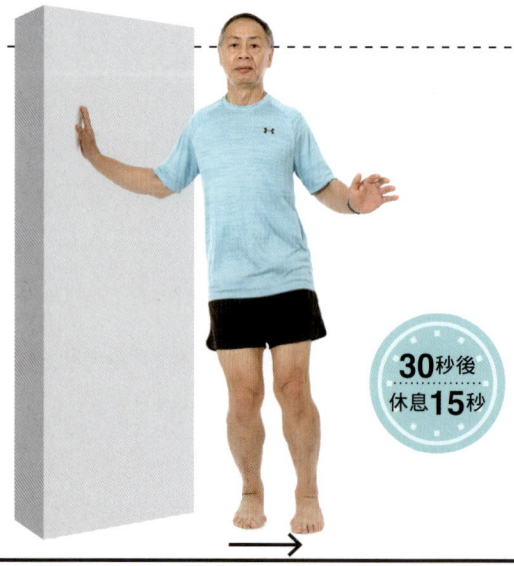

跳躍時記得保持屈膝，若膝蓋感覺不適，只要上下輕微跳躍，不需要左右跳躍，避免膝蓋受損。

CHECK：雙手置腰際間，自然擺動

保持屈膝

腳跟不落地

初學者這樣做

3　扶牆雙腳側併步跳躍

30秒後休息15秒

054　第二章　核心逆齡節拍超慢跑

4 開合跳

① 站立，雙手放置腰際間。
② 兩腳快速開合跳躍。

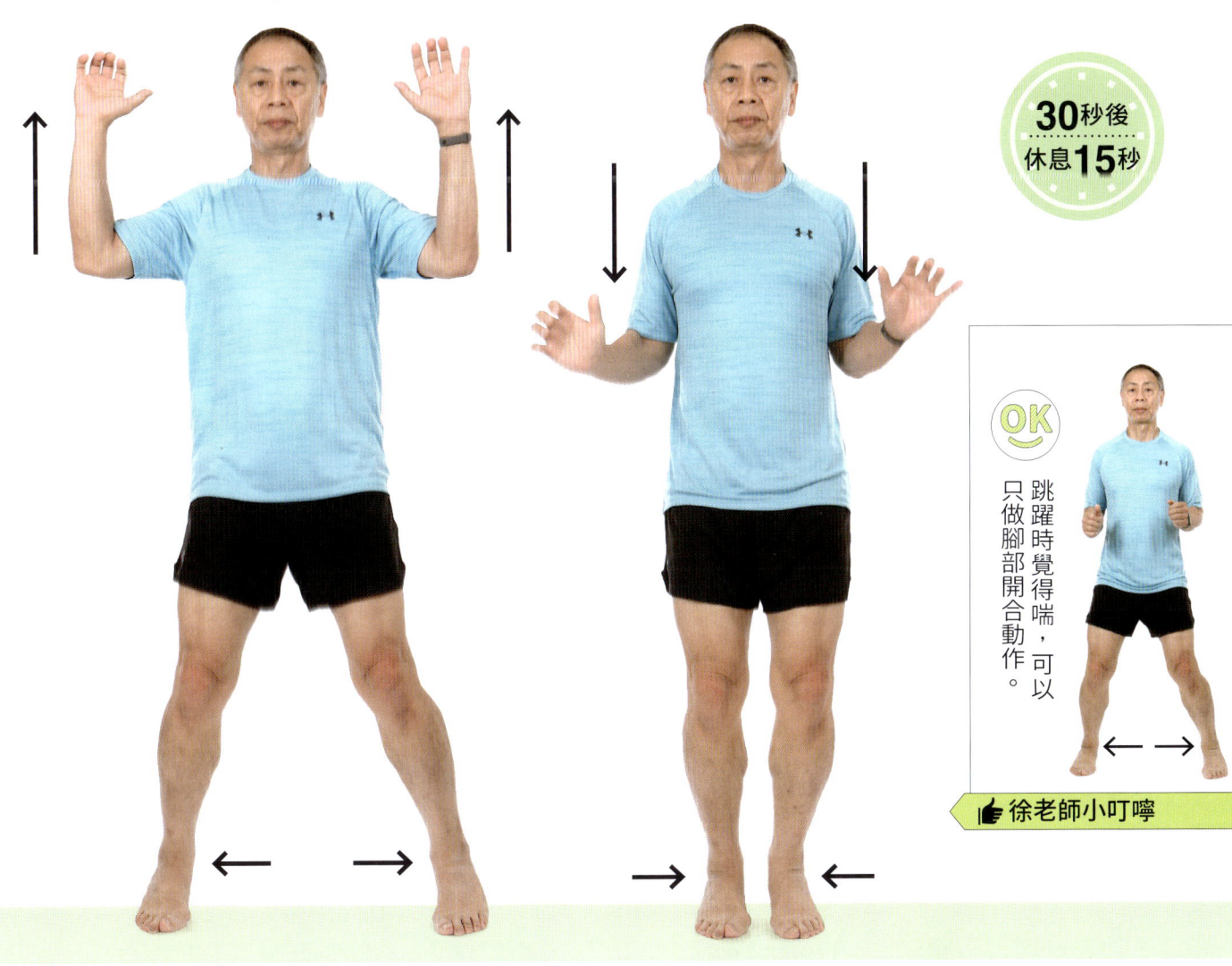

30秒後
休息15秒

徐老師小叮嚀

OK 跳躍時覺得喘，可以只做腳部開合動作。

4 扶牆開合跳

30秒後
休息15秒

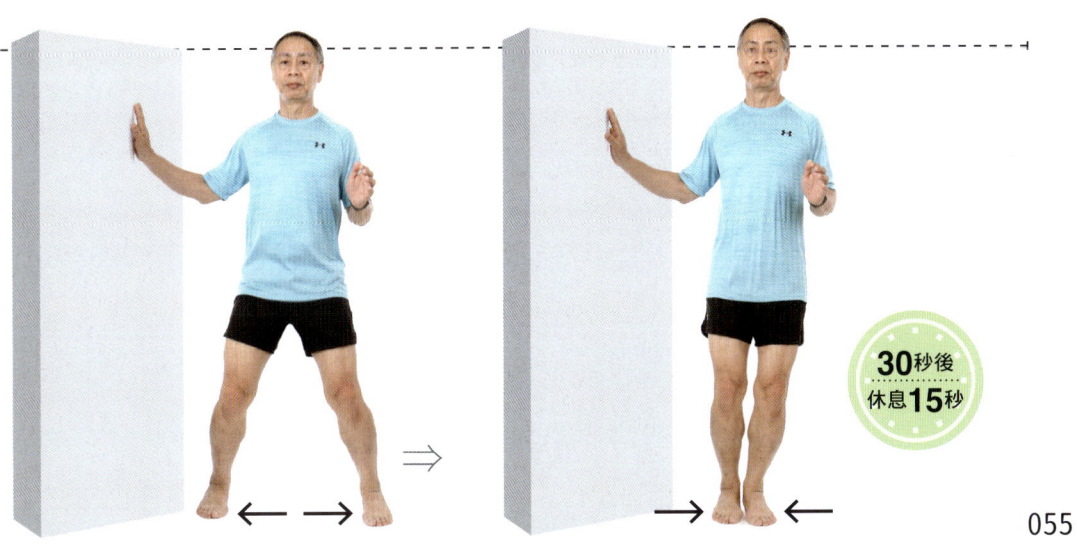

腿部間歇有氧平衡訓練

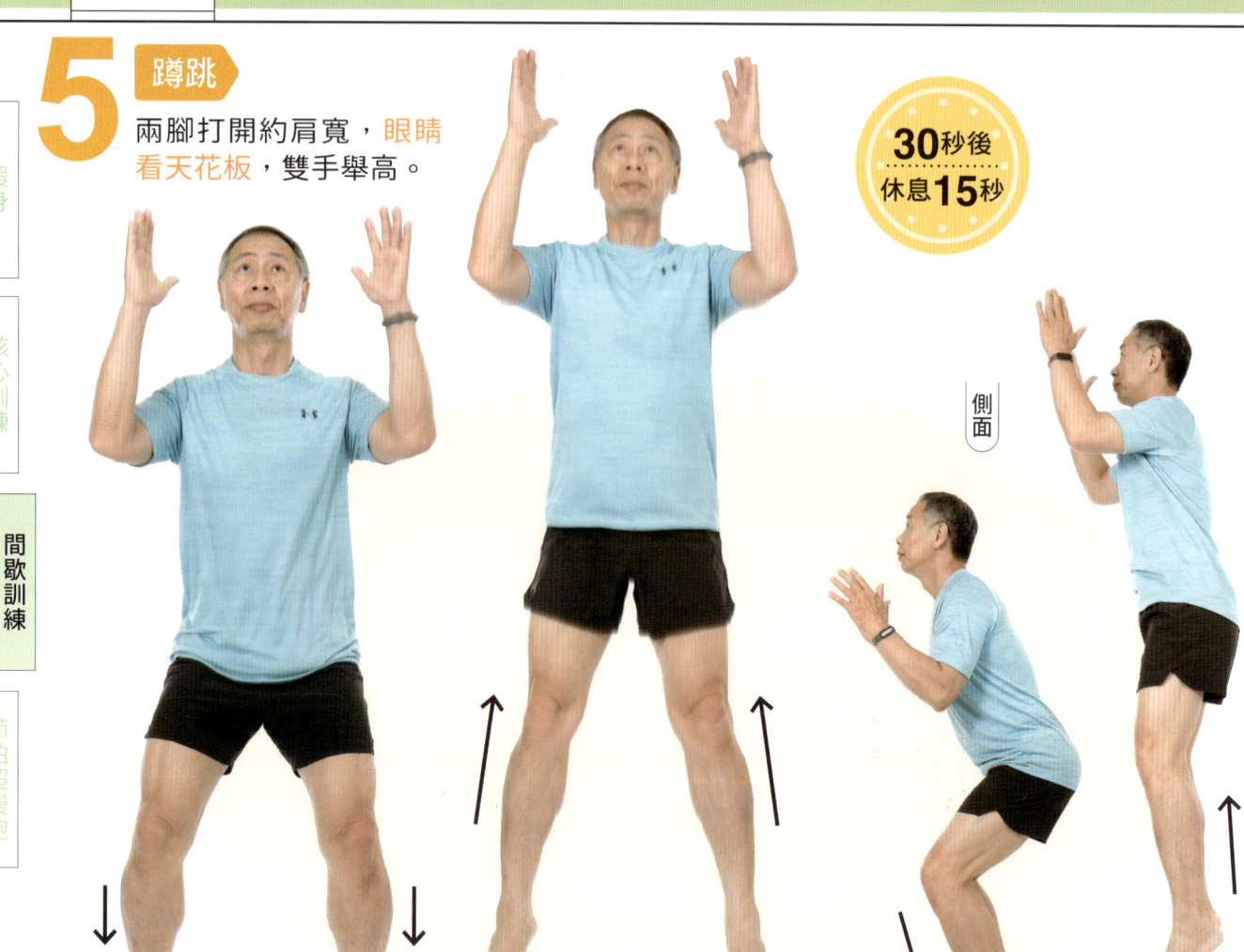

POSE 20

5 蹲跳

兩腳打開約肩寬，**眼睛看天花板**，雙手舉高。

30秒後 休息15秒

側面

初學者這樣做

5 扶牆蹲跳

30秒後 休息15秒

暖身 ／ 核心訓練 ／ 間歇訓練 ／ 節拍超慢跑

056　第二章　核心逆齡節拍超慢跑

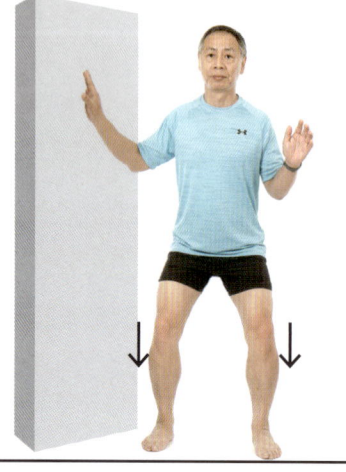

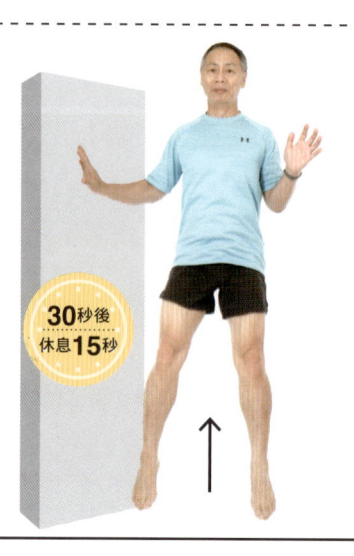

節拍超慢跑

✓ 節拍超慢跑是一種較緩和的「有氧運動」，讓血液中的乳酸濃度不會增加太多，即使長時間的活動，也不易疲勞，但同樣可以消耗能量，達到燃燒脂肪的效果。

準備動作

1 下載節拍器APP

先用手機下載節拍器相關的APP。

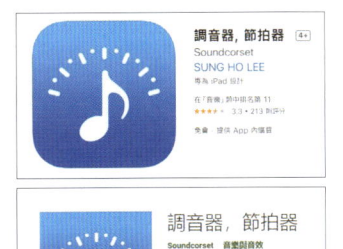

【IOS版】

【Android版】

2 設定節拍器步頻

設定步頻為180步／分鐘，這是最節省力氣的步頻，對心臟不會過度負擔。

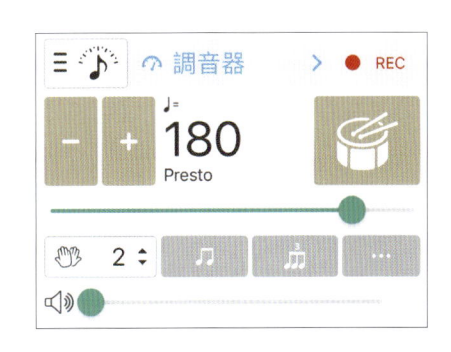

節拍超慢跑的好處

幫助腸胃消化 改善便秘	減少內臟脂肪	降低壞膽固醇及 三酸甘油酯	降血糖
降血脂	降尿酸 改善痛風	舒緩壓力	提升睡眠品質
增進胃口 和代謝力	增加 多巴胺、血清素 正腎上腺素	增強免疫系統功能	活化腦部 延緩失智

節拍超慢跑

> **運動頻率**　節拍超慢跑是不受環境限制，不分男女老少的跑步運動，可在戶外跑，或準備一張瑜伽墊在家原地超慢跑；建議大家每天早中晚可分段跑，至少累加30分鐘至1小時以上的運動時間，每天持續練習一定會有顯著成效。

1 打開節拍器APP

由丹尼爾斯博士提出的「步頻每分鐘180步」的觀念，優點是這種節奏能使落地更加接近重心下方，更能降低受傷風險和恢復身體體能。

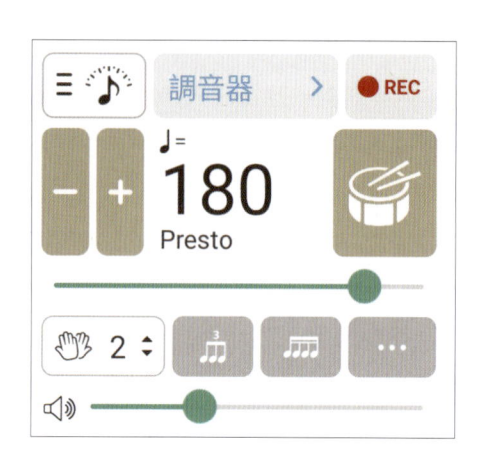

2 熟記節拍超慢跑的4要領4口訣

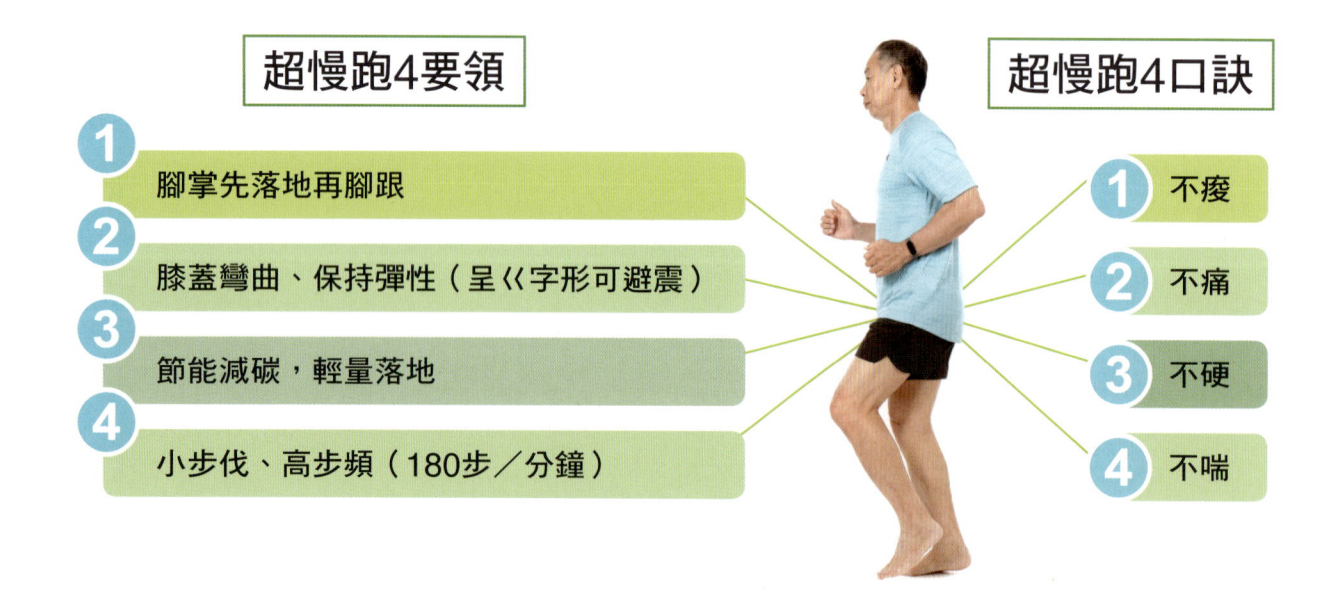

超慢跑4要領

1. 腳掌先落地再腳跟
2. 膝蓋彎曲、保持彈性（呈《字形可避震）
3. 節能減碳，輕量落地
4. 小步伐、高步頻（180步／分鐘）

超慢跑4口訣

1. 不痠
2. 不痛
3. 不硬
4. 不喘

058　第二章　核心逆齡節拍超慢跑

3 節拍超慢跑時，腳掌落地的順序

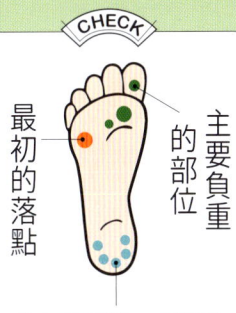

CHECK

- 最初的落點
- 主要負重的部位
- 為了平衡，腳跟最後會輕觸地面

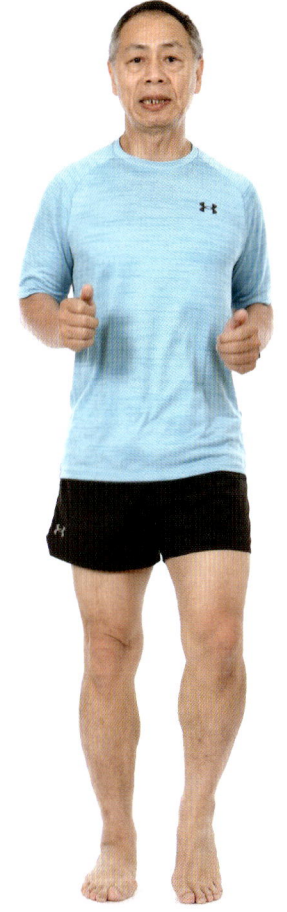

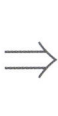

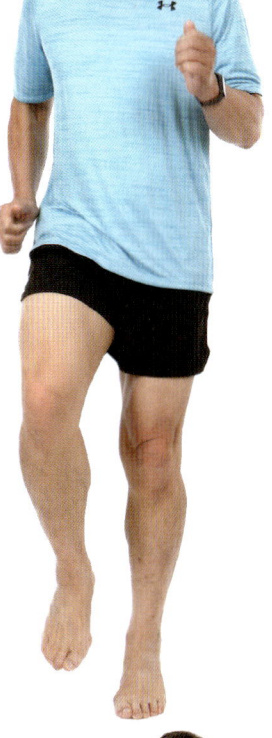

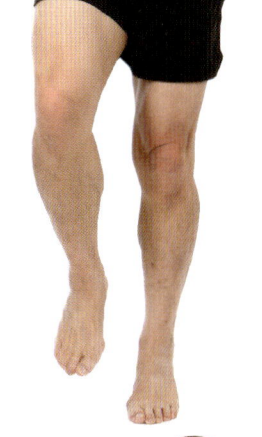

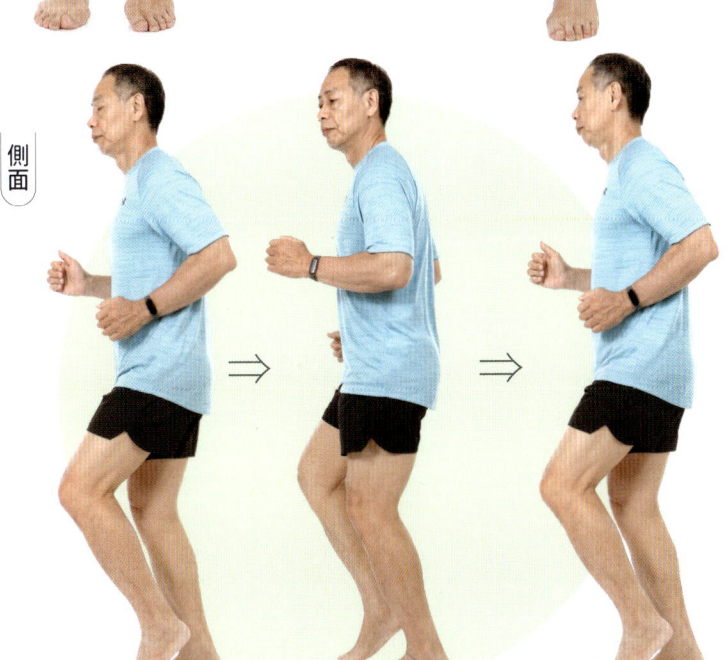

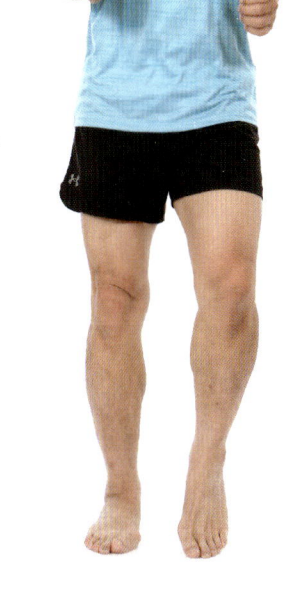

側面

👍 徐老師小叮嚀

① 平衡感不好的人，**可以先扶牆或是桌子、椅子進行**，盡量跟上節拍器的速度。若是速度太慢，落地阻力加重，增加身體的負荷會更喘。

② 節拍超慢跑是減重、降血脂的利器。飯後3至5分鐘原地超慢跑15至30分鐘可穩定飯後血糖。另想要達成減重者，可分段運動，每天可以跑1至2小時。

〔全圖解〕核心逆齡節拍超慢跑　059

核心逆齡節拍超慢跑——動作總表

【暖身】

示範影片	01 深蹲	02 肩背伸展

【核心訓練】

腹部肌群

示範影片
05-13

肩頸背肌群

示範影片
14-19

05 捲腹	06 手碰腳跟捲腹
09 直膝舉腿	10 Ｖ字捲腹
13 抱膝滾背	14 伏地推撐
17 眼鏡蛇式	18 俯臥抬腿

20【腿部間歇有氧平衡訓練】+【節拍超慢跑】

示範影片
20

① 原地踮腳尖跑	② 原地抬腿跑
④ 開合跳	⑤ 蹲跳

060　第二章　核心逆齡節拍超慢跑

03 立姿轉體	04 躺姿轉體
07 腳踏車捲腹	08 屈膝伸腿
11 左右側棒式	12 橋式
15 俯臥肩背伸展	16 俯臥肩背臀伸展
19 棒式	

節拍超慢跑

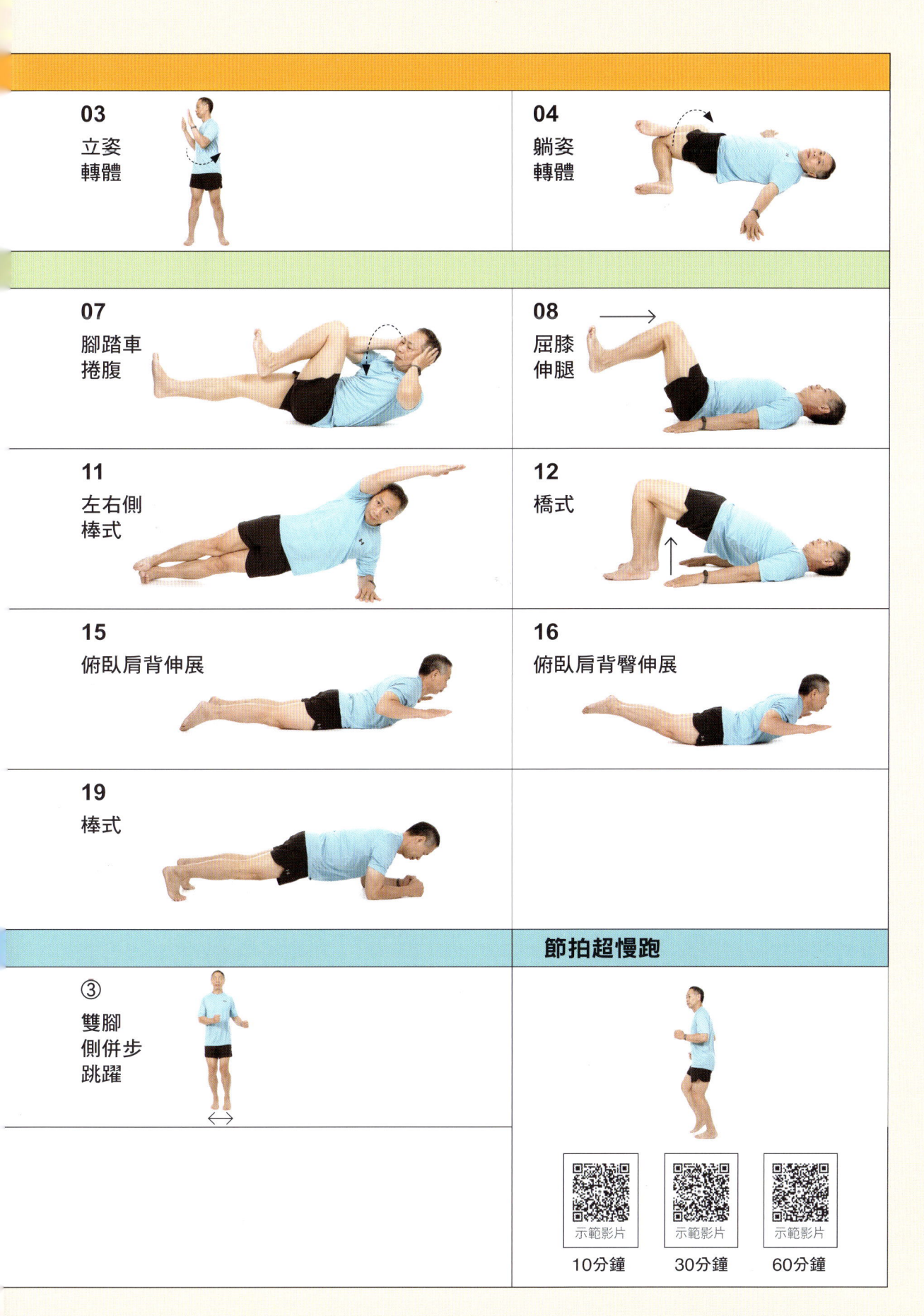

③ 雙腳側併步跳躍

示範影片	示範影片	示範影片
10分鐘	30分鐘	60分鐘

〔全圖解〕核心逆齡節拍超慢跑　061

核心逆齡節拍超慢跑──動作總表（初階版）

*可依個人的層度選擇初學者動作練習

【暖身】

示範影片	01	門把深蹲	02	爬牆肩背伸展

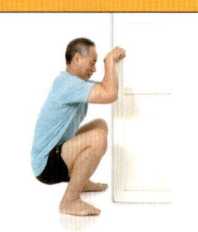

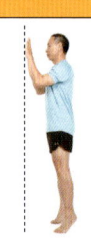

【核心訓練】

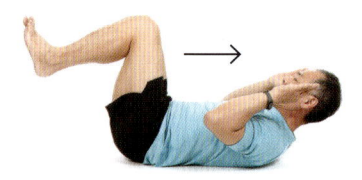

腹部肌群 示範影片 05-13 肩頸背肌群 示範影片 14-19	05	抱膝捲腹	06	站姿手碰膝捲腹
	09	單腳直膝舉腿	10	抱膝V字捲腹
	13	抱大腿滾背	14	初階直膝肘撐
	17	眼鏡蛇式	18	俯臥抬腿

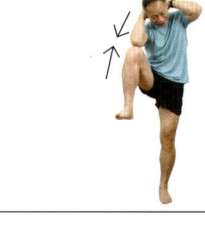

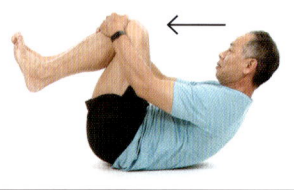

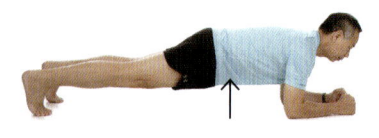

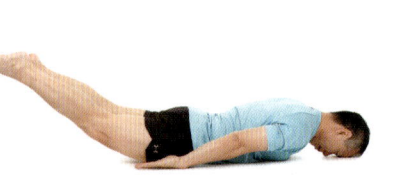

20【腿部間歇有氧平衡訓練】+【節拍超慢跑】

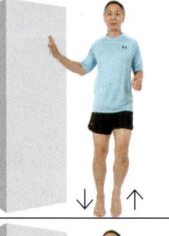

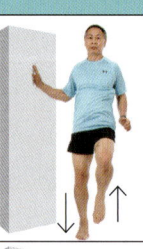

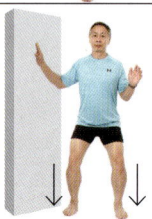

示範影片 20	①	扶牆踮腳尖跑	②	扶牆抬腿跑
	④	扶牆開合跳	⑤	扶牆蹲跳

062　第二章　核心逆齡節拍超慢跑

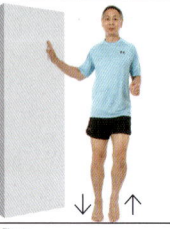

03 立姿轉體	04 躺姿轉體
07 單腳腳踏車捲腹	08 單腳屈膝伸腿
11 雙手撐地側棒式	12 橋式
15 俯臥肩背伸展	16 俯臥肩背臀伸展
19 跪膝棒式	

節拍超慢跑

③ 扶牆雙腳側併步跳躍	

示範影片　示範影片　示範影片

10分鐘　　30分鐘　　60分鐘

〔全圖解〕核心逆齡節拍超慢跑　063

核心肌力訓練
——CP質最高的菜單

高CP值訓練

示範影片

時間有限但想運動者，建議可以做以下3個投資報酬率最高的動作，每天10至20分鐘的肌力訓練，保持健康好體力。

1 深蹲

腿臀核心肌肉訓練，可刺激身體約60%至70%肌肉，並活化髖關節與膝關節。

運動頻率 每週訓練2至3次 | 每次訓練2組 | 每組15次（組間休息20秒）

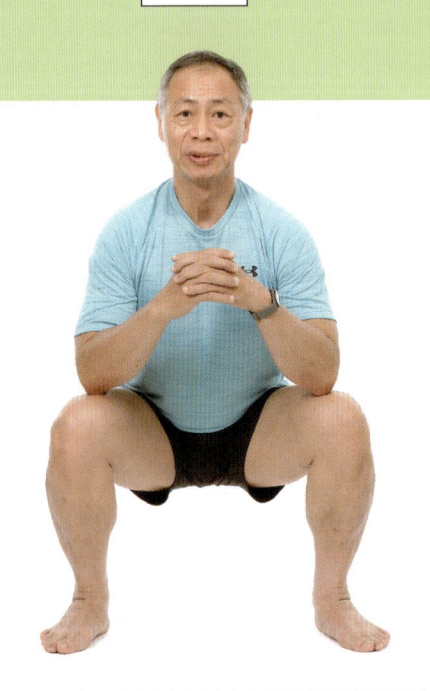

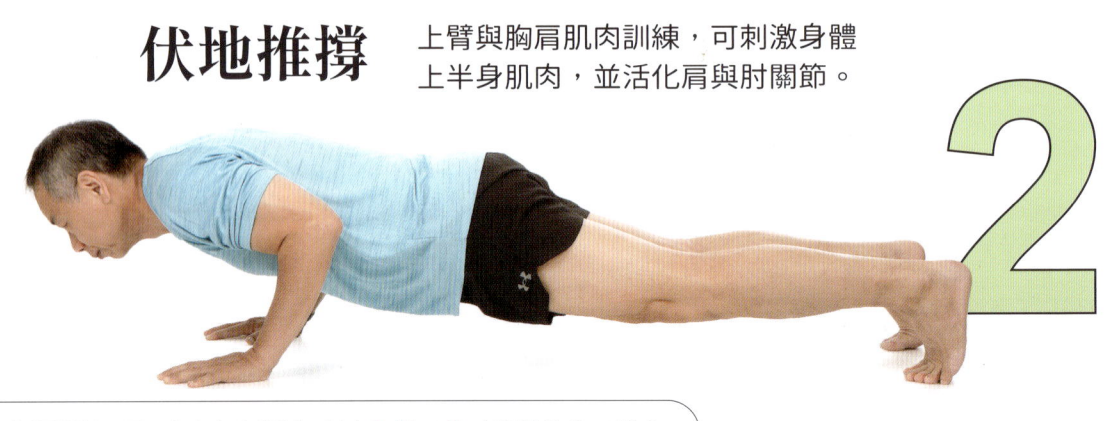

2 伏地推撐

上臂與胸肩肌肉訓練，可刺激身體上半身肌肉，並活化肩與肘關節。

運動頻率 每週訓練2至3次 | 每次訓練2組 | 每組10次（組間休息20秒）

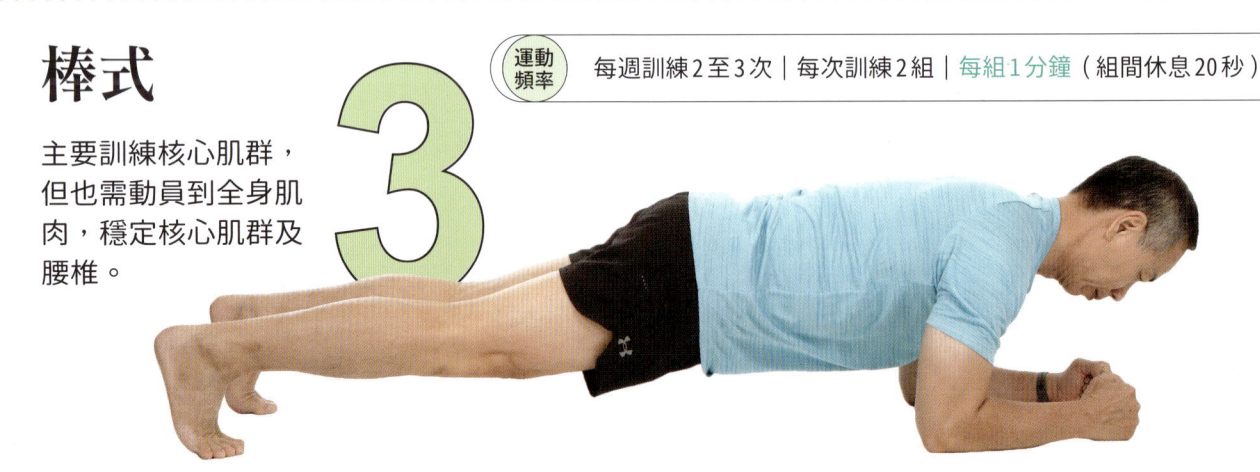

3 棒式

主要訓練核心肌群，但也需動員到全身肌肉，穩定核心肌群及腰椎。

運動頻率 每週訓練2至3次 | 每次訓練2組 | 每組1分鐘（組間休息20秒）

〔 第三章 〕

對症加強鍛鍊
——緩解症狀 消除病痛

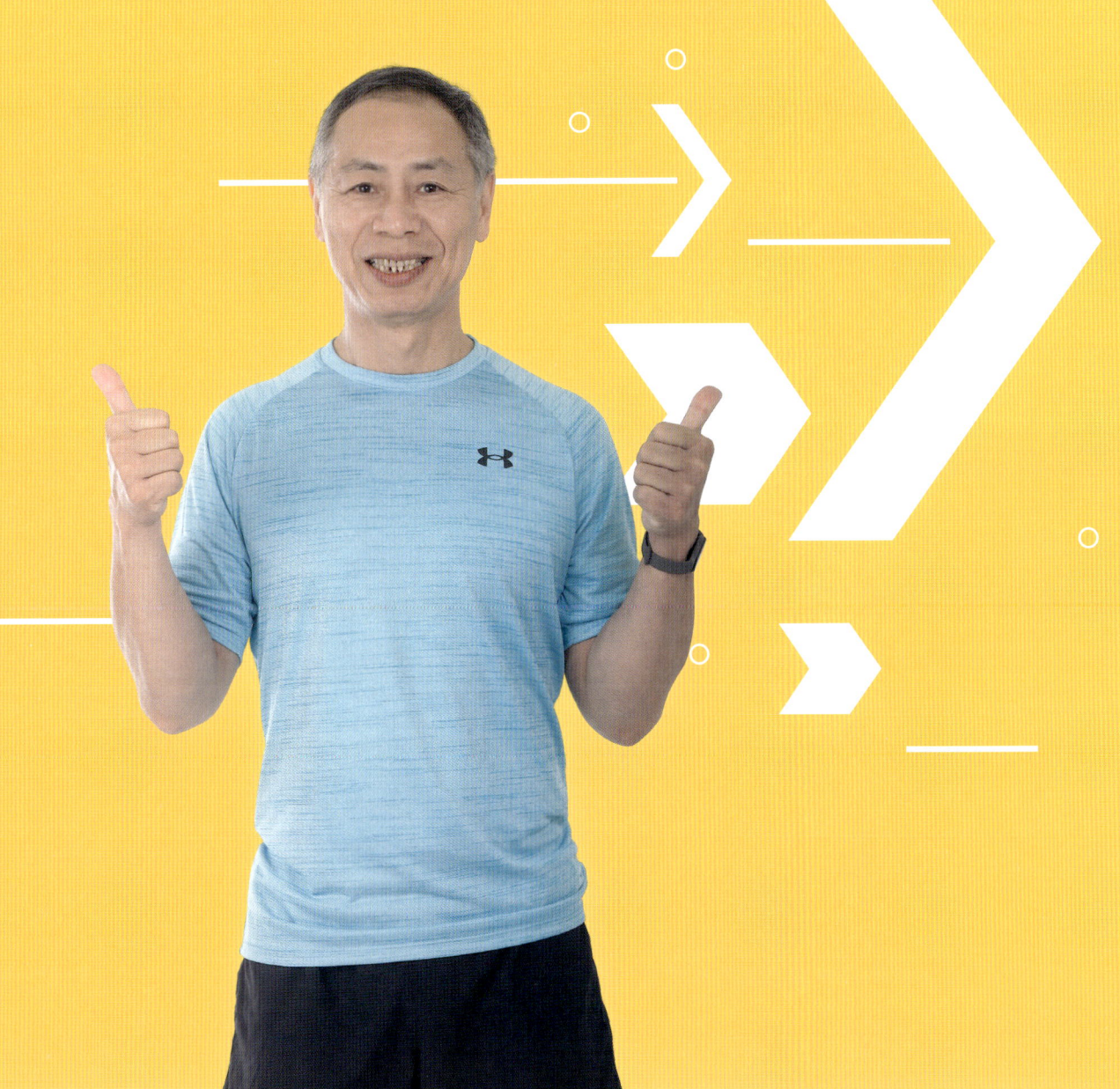

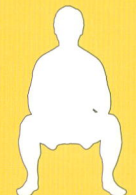

活化髖關節，解除腰痠背痛

腰痠背痛是現代人的文明病。年輕人因為躺著看電視、滑手機或是打電腦姿勢不良容易造成痠痛的問題；而年長者則是髖關節退化、纖維化，下背就會開始不舒服，因此解決症狀的方法就是要活化髖關節。

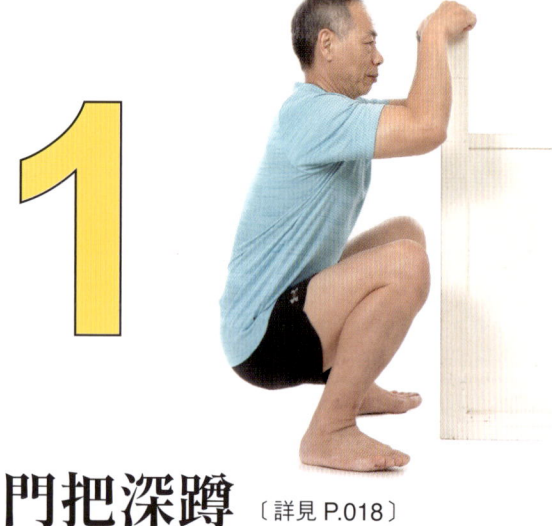

1 門把深蹲〔詳見 P.018〕

門把深蹲以全蹲方式，是讓髖關節與膝關節活化最有效的動作。

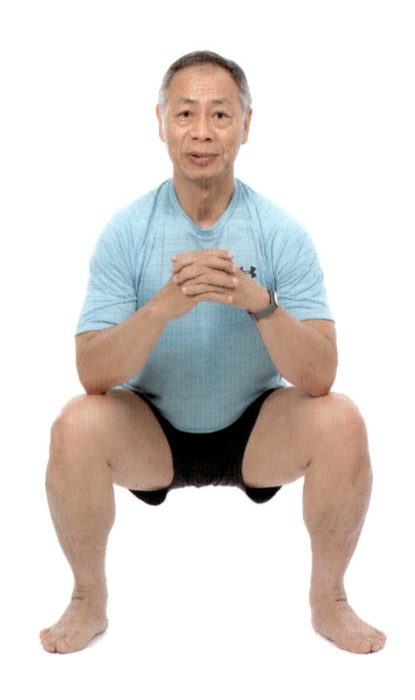

2 深蹲〔詳見 P.016〕

臀部下壓，大腿出力，膝蓋呈現90度直角。透過髖跟膝的活動，就可以舒緩髖關節。

3 屈膝伸腿〔詳見 P.032〕

雙腳伸展不落地時，腰背肌肉拮抗地心引力，就可以強化背部肌肉。

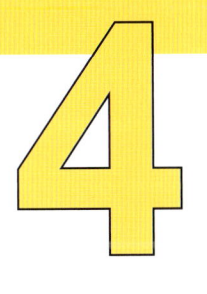

運動頻率　每週訓練2至3次 ｜ 每次訓練2組 ｜ 每組10次（組間休息20秒）

4 直膝舉腿 〔詳見 P.034〕

靠腹部核心肌肉收縮，將腿緩緩舉起至垂直90度，鍛鍊腹部肌群。

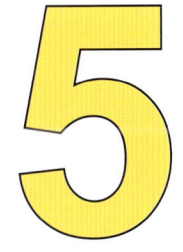

5 眼鏡蛇式 〔詳見 P.048〕

用手掌撐地將上半身推離地板，手肘保持彎曲，可訓練肩背肌群。

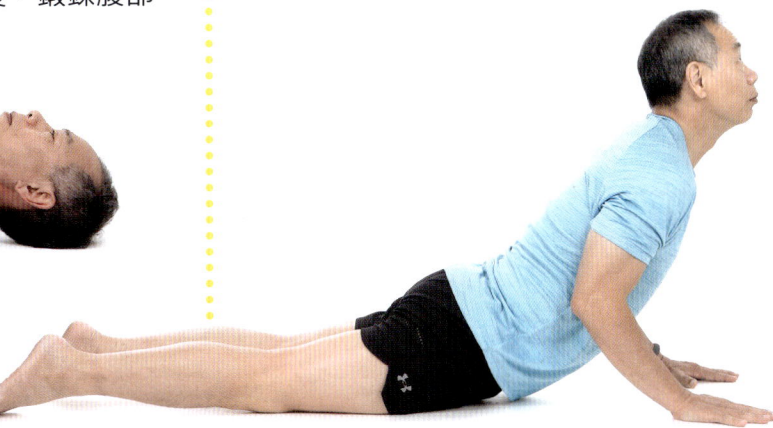

6 俯臥抬腿 〔詳見 P.049〕

俯臥在地板額頭點地，慢慢將大腿抬離地板，膝蓋不能彎曲。

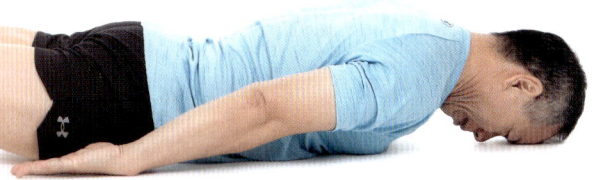

👍 徐老師小叮嚀　如果是因為脊椎側彎或是脊椎滑脫（非急性疼痛期），也可以用這幾個動作強化核心，避免繼續惡化。

解除肩頸痠痛、
預防偏頭痛、五十肩

> **運動頻率** 每週訓練2至3次｜每次訓練2組｜每組10次（組間休息20秒）

肩頸痠痛、偏頭痛主因是肩背肌肉弱化；五十肩則是肩部受傷，導致沾黏性肩關節囊炎所造成。年輕人因為長期使用電腦，造成肩頸肌肉纖維化；年長者的問題則在於正面胸大肌弱化或是萎縮，開始駝背，長期駝背就會造成肩頸痠痛的症狀，可以透過肩關節與肘關節活動強化胸大肌、肩背肌群來改善問題。

1 伏地推撐〔詳見 P.044〕

這個動作必須要手掌根部推撐，身體上下帶動，腹部用力收縮，背部呈現一直線，用核心力量撐起身體，可以強化上肢肌群。

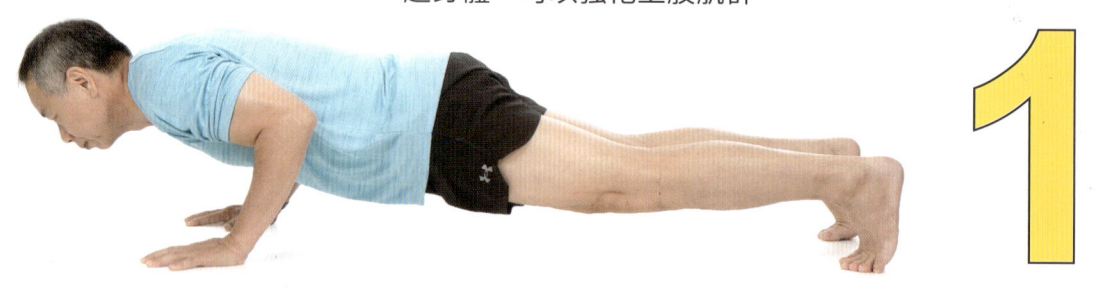

2 俯臥肩背伸展〔詳見 P.046〕

吸氣，腹部用力，慢慢將上半身抬起，手肘離地，擴胸夾背，吐氣，慢慢放鬆趴下（收縮肩背肌群，有助於舒緩肩背僵硬）。

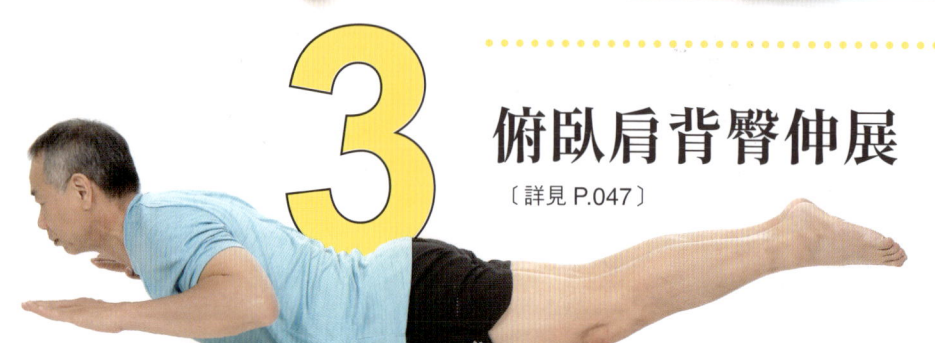

3 俯臥肩背臀伸展〔詳見 P.047〕

吸氣，腹部用力，慢慢將上半身抬起，手肘離地後，同時膝蓋併攏夾緊抬離地板，臀部肌肉夾緊，身體和兩腿一起上下動作。

改善起身下床困難，
3動作預防老後臥床

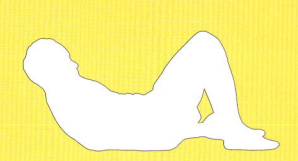

運動頻率 每週訓練2至3次 | 每次訓練2組 | 每組10次（組間休息20秒）

起床看似簡單的動作，身體需要靠「腹部核心肌肉收縮」才能完成。而長者因為肌力不足，導致起床動作做起來費力。我常說「寧可在瑜伽墊上流汗，不要臥在病床上流淚」，為了讓自己每天可以輕鬆的起身下床，展開美好的一天，經常練習以下3個動作就可以改善起身下床困難的問題。

1. 捲腹〔詳見 P.026〕

保持正常呼吸，頭跟肩膀往上抬，手指往膝蓋方向爬，腹部、下巴緊縮。

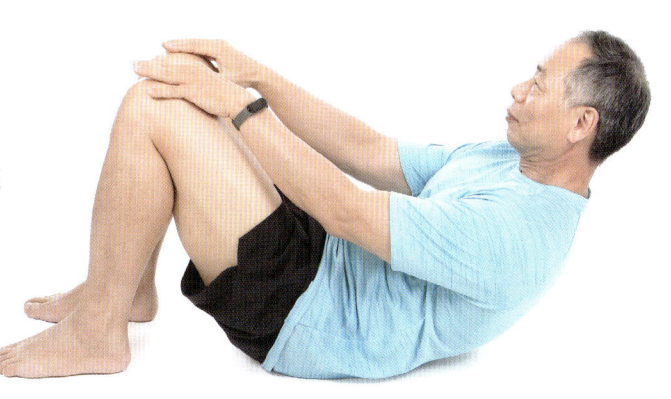

2. 手碰腳跟捲腹〔詳見 P.028〕

用右手碰觸右腳踝，碰到後身體回正，再用左手碰觸左腳踝，增加側腹訓練。

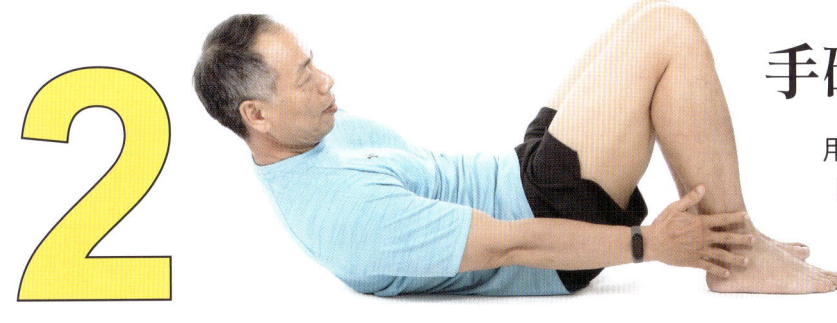

3. 腳踏車捲腹〔詳見 P.030〕

雙腳屈膝併腿，用右手肘碰左腳膝蓋右腿伸直；左手肘碰右腳膝蓋左腿伸直，盡量貼近地板不落地。

〔全圖解〕核心逆齡節拍超慢跑

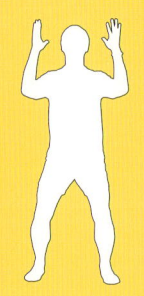

走路經常跌倒！
降低跌倒風險的不倒翁訓練

預防跌倒的「全方位不倒翁訓練」，可以大大改善身體的平衡感、協調性與敏捷性，同時提升肌肉力量，延緩身體的老化速度，避免跌倒；就算不小心跌倒、受到撞擊時，身體也會快速反應，避免身體太過僵硬而反應不及造成嚴重傷害。

原地踮腳尖跑　原地抬腿跑　雙腳側併步跳躍　　開合跳　蹲跳

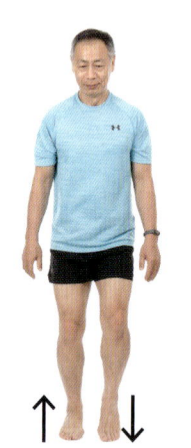

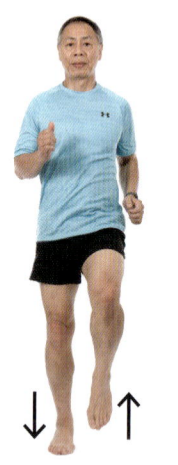

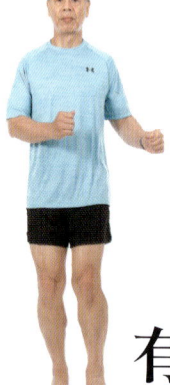

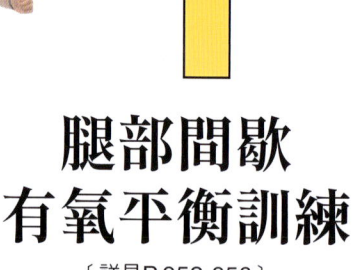

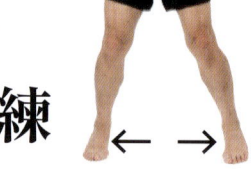

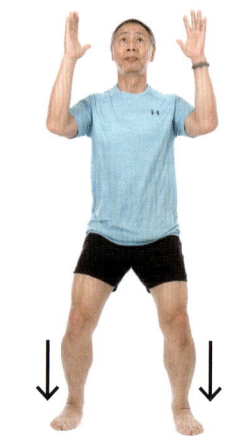

1 腿部間歇有氧平衡訓練
〔詳見 P.052-056〕

運動頻率：每週至少進行3天｜每次訓練2組｜約10分鐘｜組間休息30秒

主要是刺激身體平衡感、敏捷性、協調性，
能強化腿部與核心肌肉力量，同時提升人體本身的感覺能力、反應力。

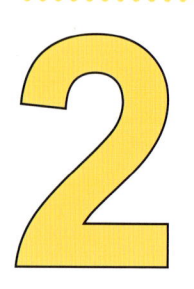

2 節拍超慢跑
〔詳見 P.057〕

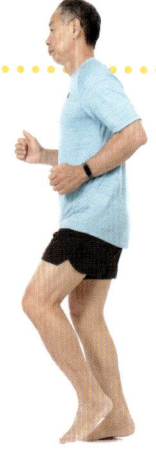

一邊聽節拍器，一邊讓身體輕鬆律動，謹記「不痠、不痛、不硬、不喘」4口訣。

運動頻率：每天累加約30至60分鐘（可分次跑）

減少內臟脂肪、降三高、改善失眠問題

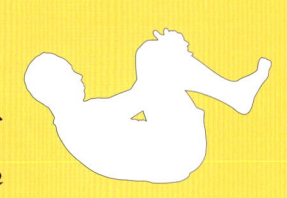

運動頻率　每週至少進行5天｜每天30至120分鐘

根據世界衛生組織的統計，忙碌的現代人其實有75%的人口是屬於亞健康的狀態，沒有迫切的疾病，但是日常生活會經常感到不適，甚至都有肥胖、三高等問題，而「核心逆齡節拍超慢跑」課程對於改善肥胖、三高與失眠等問題的成效是非常顯著的。

高血壓
當運動超過15分鐘以上，能量消耗的第二階段就是取用身體的脂肪，血脂就會慢慢減低，三酸甘油酯、低密度膽固醇也會逐漸下降，血管壁就會疏通清澈，血壓也自然就會降低，經常運動，血壓會獲得穩定。

糖尿病
糖尿病的醫生都會鼓勵患者，用完餐後要避免坐著或是躺著，鼓勵飯後可以從事低階的有氧運動。我強烈建議三餐飯後，休息3至5分鐘，就可以在原地超慢跑，時間約15至30分鐘，幫助血糖穩定。

內臟脂肪〔減重〕
每天超慢跑，累加時間達60至90分鐘，能有效消耗內臟脂肪，達到減輕體重的效果。

失眠
完整「核心逆齡節拍超慢跑」課程，如果每天按部就班的訓練，一定會增加肌肉的勞累，當睡眠時，肌肉放鬆後，就會很快入睡，提升睡眠品質，解決睡眠問題；有充足的睡眠後，精神飽滿，神清氣爽，身體機能也會改善。

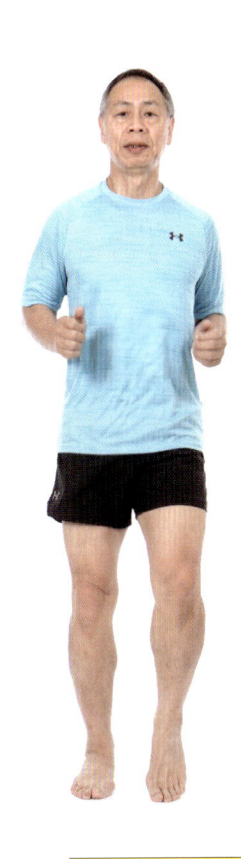

核心肌力訓練＋節拍超慢跑

👍 **徐老師小叮嚀**

肌力訓練累積肌肉纖維，促進代謝，幫助三高患者代謝更多能量，加速血脂、血糖的降低。建議是飯後1至2個小時，再執行肌力訓練，先做肌力訓練，再結合節拍超慢跑，效果更好。

【成功實例】

甲狀腺功能低下症＋肌少症
走出低谷，重拾健康

JENNY NUANPHAN YIN（定居在曼谷｜54歲）

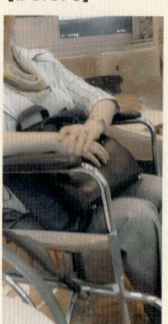

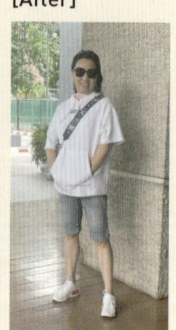

人生所有的際遇都是最好的安排。我是熱愛工作，自己創業開公司的職業婦女，但為了專心照顧小孩，陪伴孩子長大，公司疏於管理，40歲那年，遭遇人生的低谷，厄運連連。

當時剛遭逢父親過世，突然接獲銀行通知，告知公司面臨嚴重的財務問題，有面臨倒閉的危機。為了保全員工的生計，一週之內搞定財務問題，讓員工可以繼續安心工作。在自己最忙亂的時候，又碰上重大的連環車禍，短時間承受巨大的壓力，身體機能快速弱化，某天早上，我從家裡2樓跌落，頭破血流，摔斷右手，緊急送醫。住院進行開刀手術，整整在病床上躺了一個月。

住院期間，醫生診斷我有嚴重**甲狀腺功能低下的問題，正常的甲狀腺指數（TSH值）是0.35至4.9mU/L，我當時的指數是不到0.35mU/L，除了站不起來，即使外面高溫27度，我還是會冷汗直流，身體呈現冰冷的狀態**；加上躺在病床上，**使得原本的肌少症加劇，造成雙腳肌肉萎縮**，出院後，我必須以輪椅代步，無法自行行走，會經常跌倒，更必須聘雇兩名看護隨侍在側。

生性要強的我，不希望自己再度被命運打敗，於是，我開始不斷看醫生，或自己上網找資料，就在網路上看到了徐棟英老師的影片；2023年3月開始，每週一三五，我參加線上課程訓練，7月時飛到台灣，跟徐老師上一堂實體課程，由徐老師當面指導，告訴我訓練的重點；持續至今，我嚴謹自律，從不缺課。

開始上課後，以前只能睡4小時的我，目前可以睡到8小時，睡眠品質變好，心情好，可以進辦公室，照顧到每位同事的精神狀態及三餐安排；體重從2023年3月70公斤到目前是62公斤，減重8公斤，脂肪降低，肌肉增加，更重要的是，我的甲狀腺指數完全恢復正常，可以獨立行走了。現在的我，重拾對生命的熱情，未來，我也想要規畫更多適合年長者的產品，回饋泰國社會，延續徐老師的精神。

【成功實例】

帕金森氏症＋肌少症
打造幸福感的老後生活

查淑玫（68歲）

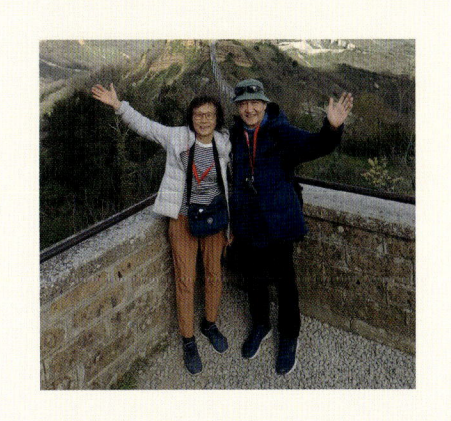

　　我從2021年12月在朋友的引薦下，開始跟著徐棟英老師上課，至今快3年，所有的改變對我來說都是神的恩典。剛認識徐老師時，我有嚴重的肌少症，同時罹患帕金森氏症有6年，至今，**我的體重從原本的43公斤，增加了9公斤；近期回診，原本帕金森氏症的症狀都減輕許多，手腳不再顫抖，走路向前傾，小碎步的狀況，更是不復見，醫生都覺得非常驚訝。**

　　年初3月參加義大利的旅行，旅途中需要不斷行走，同團的旅伴大家都疲憊不堪，只有我跟我先生，所有行程下來，輕鬆自若；我想這所有的一切都要歸功於徐老師課程的鍛鍊，讓自己重拾健康美好的人生。

　　上課初期，我以為節拍超慢跑對於減重的效益比較顯著，所以，我以核心逆齡肌力訓練為主，原本很多動作都很吃力，**現在我可以全程參與90分鐘的課程**，體重也緩慢增加，後經徐老師的提醒，我才發現自己誤解了，節拍超慢跑才是基本功，年長者的神器，於是我除了上課時間，**只要一有空檔，我就會做超慢跑，從住家木柵高工去大安森林公園，我就搭幾站公車兼超慢跑，僅花30分鐘就抵達目的地。**

　　目前，**我肌少症改善了，腰部可以打直，腿部開始長肌肉，身形顯得更強健有力。**我認為只要維持一項好的運動，堅持下去，都對身體會有很好的幫助，徐老師的課程就是一項完整的運動，可以訓練到全身的肌群，譬如，**帕金森氏症患者很容易腳麻，腿部間歇有氧平衡運動，踮起腳尖跳躍，剛好可以刺激腳底，增加小腿部的肌力，舒緩腳麻的不適感**；還有我們很怕跌倒，但只要我們把核心肌力訓練起來，**即使不小心絆到東西，也不會突然跌倒，核心的力量會把身體再拉回轉正，讓走路步伐穩定有力。**

　　這三年的時間，我有3個很重要的心情：**第一，安全感。**在徐老師專業的引領下，還有課程內容的確能讓自己的病況被有效的控制，所以，我在上課訓練時都充滿著安全感。**第二，成就感。**徐老師所設計的動作，對於年長者來說，的確都有難度，若缺乏長期訓練，很難做到位，但現在的我，所有動作都能落實完成，對我來說非常有成就感。**第三，幸福感。**身體恢復健康，不用帶給子女照顧上的負擔，還能夠行動自如，繼續探索世界，對於我來說是最可貴的幸福呢。

【成功實例】

職業駕駛三高問題
開創超馬跑者的人生目標

林浚緯（超級馬拉松遊覽車司機｜45歲）

[Before] [After]

我是遊覽車司機，為了服務旅客，必須長時間開車，每到休息站，就會開始吃東西，往往會吃太油、吃太多，長期下來身體開始反撲；體重的巔峰時期是104公斤，**肚子很大，吃完飯就會想睡覺，時常精神不濟，甚至有高血壓、糖尿病、痛風、足底筋膜炎等**。疫情期間，所有的旅行活動被迫停止，是旅遊業的酷冬，但我卻因此迎來了生命中最重要的轉機。

疫情期間，我在家上網，無意間看到徐棟英老師的訪問影片，他正在推廣「超慢跑」運動，不用出門，只要一個瑜伽墊，就可以一邊看電視一邊運動，這簡直太適合我了，於是開始我的「超慢跑運動之旅」。

最初一天跑20分鐘，第四天起，增加為30分鐘，一個星期後，身體適應了，我就可以一次跑2小時；有了運動，再搭配飲食控制，體重真的開始遞減。自學一段時間後，出現撞牆期，我主動聯繫徐老師，分享我的學習心得；這時，徐老師建議我開始訓練核心肌力。

於是，除了超慢跑外，**我日常的運動加入「核心逆齡肌力訓練」的課程，鍛鍊下來，平均3至4天體重就減少1公斤**。整個疫情過去後，**我的體重是72公斤，足足少了32公斤**，恢復工作後，同業朋友與旅客看到我，都露出難以置信的表情，揶揄笑說：「司機是不是換人了呀？」**目前我的體重維持在74至75公斤，糖化血色素從6.9降到4.8**。

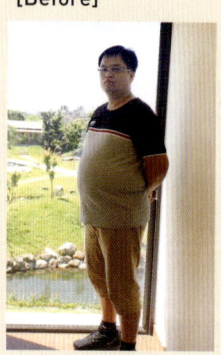

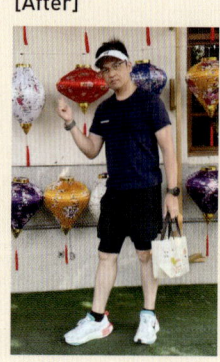

我覺得要長期培養運動習慣，心理建設非常重要，要不斷自我激勵，撐過厭惡期後，就會開始愛上它。成功減重後，我還報名參加台灣四大百K馬拉松之一的鎮西堡馬王者之路的馬拉松比賽（從尖石鄉跑至司馬庫斯），通常報名1000多人，能夠完賽的不到三分之一，我是少數完賽的遊覽車司機呢！2023年我也參加了冬山河馬拉松比賽，輕鬆完賽。

目前工作忙碌，台灣各大景點：阿里山、日月潭、南橫、北橫跑透透，但我隨身都備有瑜伽墊，旅途中的休息時間，我會做訓練肌力的動作，訓練下背肌肉跟腿部肌肉，到了飯店，天氣不好，我就在旅館房間做超慢跑，不然就去飯店附近風景優美的地方做超慢跑。現在，我開車工作精神與體力都更充足，更重要的是我成了馬拉松的跑者，生命充滿意義與目標。

【成功實例】
肥胖＋呼吸中止症
從小叮噹到小鈴鐺，減重其實不難！

陳憶綾（美容美髮業｜58歲）

[Before] [After]

我曾經出過車禍，車禍以後就一直瘦不下來，我老公也說自己胖胖的很可愛，於是我就欣然接受。**直到醫生說我有嚴重的呼吸中止症，最好的治療方法：第一個開刀，第二個減肥。**所以，我試過很多減肥方法，譬如：埋線、減肥咖啡、報名健身房的課程，我也買了彈跳床、瑜伽球跟彈力帶，買了一大堆，現在都放在家裡當飾品；雖然嘴巴說要減肥，但完全沒有毅力去執行。

2022年8月我老公因為工作不慎從3樓摔下，造成脊椎骨折受傷住院，我在醫院照顧先生時，無意中發現徐棟英老師的節拍超慢跑的影片。那時候，我還跟老公說：「這個應該騙人的吧！胖子跟我一樣最怕跑步，因為跑步會很喘很累，怎麼可能不會喘又不會累，這個真的誇張喔！」

我老公就告訴我說：「會上電視跟網路的老師都是專業的教練，不可能騙人，不然你試試看啊！沒用再來跟他吐槽啊！」我竟然把老公的話聽進去了，因為不受場地限制，也不會吵到人，於是就在醫院開始練習超慢跑。**我體重最重的時候是82公斤**，開始運動後，體重逐漸減少，也因為體重真的有減輕，我開始相信徐老師不是詐騙，真的是一位專業的體能老師，後來又陸續嘗試徐老師建議的核心逆齡肌力訓練，跟著老師的訓練菜單運動，**至今已經快2年了，減輕了將近20公斤，目前體重是60公斤左右，都沒有復胖。**

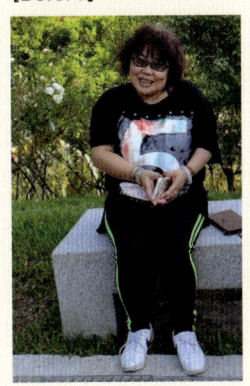

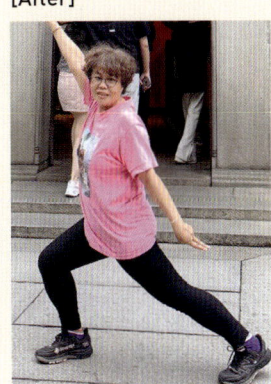

成功減重後，體檢報告的數值都在正常範圍，**呼吸中止症獲得了改善；每天11點上床，早上7點準時起床，不需要定鬧鐘，精神百倍，以前肥胖，上下樓會喘，現在手腳靈活度也變好**，我常說，我從圓圓的小叮噹變成聖誕節的小鈴鐺，**褲子尺寸從3XL變成現在的S至M號，可以跟女兒穿同樣的尺寸**，真的覺得很開心。

目前，**我每天飯後都會超慢跑，晚上7點至10點開始做核心肌力訓練**。謝謝徐老師分享這麼棒的運動，他現在是我專屬的明星教練，我還參加徐老師在新竹舉辦的活動，拿著第1本書給老師簽名。現在我才知道，學習真正好的運動，減重一點都不難。

H 05

【全圖解】核心逆齡節拍超慢跑
燃脂、降三高、預防肌少症，每天30分鐘三週立即見效

作　　者｜徐棟英
採訪撰文｜劉佳玲
攝　　影｜宇曜影像
影片攝影｜未來映像工作室
美術設計｜比比司設計工作室
音　　樂｜陳瑋儒、Yamai
校　　對｜呂佳真
特約編輯｜劉佳玲
責任編輯｜黃文慧

出　　版｜晴好出版事業有限公司
總 編 輯｜黃文慧
副總編輯｜鍾宜君
編　　輯｜胡雯琳
行銷企畫｜吳孟蓉
地　　址｜104027 台北市中山區中山北路三段36巷10號4樓
網　　址｜https://www.facebook.com/QinghaoBook
電子信箱｜Qinghaobook@gmail.com
電　　話｜（02）2516-6892
傳　　真｜（02）2516-6891

發　　行｜遠足文化事業股份有限公司 (讀書共和國出版集團)
地　　址｜231023 新北市新店區民權路108-2 號9 樓
電　　話｜（02）2218-1417
傳　　真｜（02）22218-1142
電子信箱｜service@bookrep.com.tw
郵政帳號｜19504465（戶名：遠足文化事業股份有限公司）
客服電話｜0800-221-029
團體訂購｜（02）2218-1417分機1124
網　　址｜www.bookrep.com.tw

法律顧問｜華洋法律事務所／蘇文生律師
印　　製｜凱林印刷
初版一刷｜2024 年8月
定　　價｜380 元
ISBN｜978-626-7528-00-6
EISBN（PDF）｜9786267528051
EISBN（EPUB）｜9786267528068
版權所有，翻印必究
特別聲明：有關本書中的言論內容，不代表本公司及出版集團之立場及意見，文責由作者自行承擔。

國家圖書館出版品預行編目（CIP）資料

【全圖解】核心逆齡節拍超慢跑：燃脂、降三高、預防肌少症，每天30分鐘三週立即見效 / 徐棟英著.初版.臺北市：晴好出版事業有限公司，2024.08 ；80面；21X28公分
ISBN 978-626-7528-00-6(平裝)
1.CST：慢跑　2.CST：運動健康　3.CST：健康法
411.71　113009797

TANITA

銷售 No.1 全球熱銷突破1億台

全球首創

為腿部肌肉量打分數

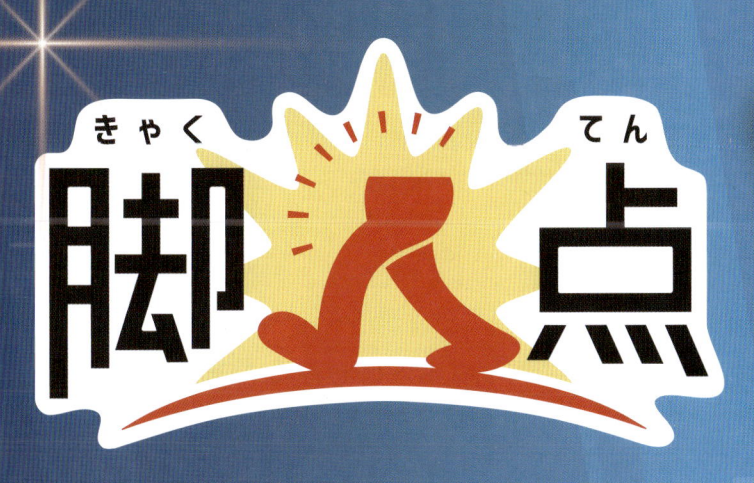

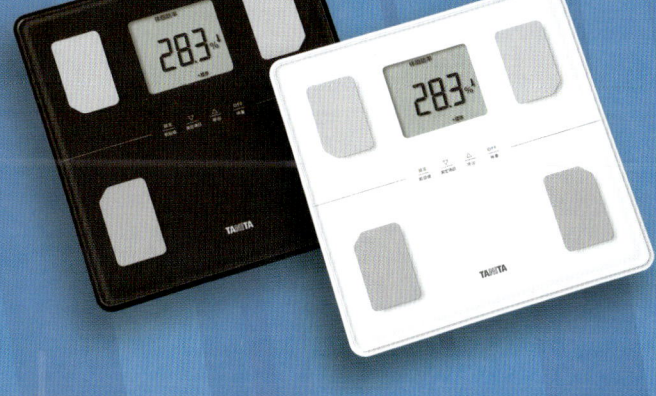

脚点（きゃくてん）

八合一腳點體組成計 BC-771

體重・BMI・體脂肪率・肌肉量
內臟脂肪・腳點・基礎代謝・體內年齡

3階段判定！

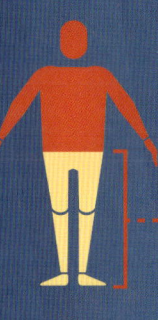

脚点	判定
90pt ～ 150pt	很棒喔
80pt ～ 89pt	可以更好
50pt ～ 79pt	要加強

若腿部肌肉量提升

1. 跌倒風險下降！
2. 體力上升！
3. 步行速度加快！

超慢跑讀者 獨家優惠

居家檢測・腿部肌肉量

徐棟英
體適能教練

BC-771八合一腳點體組成計

原價 $2980
特價 $1800

掃我訂購

贈 纖體伸展環
市價 $350
*贈品數量有限，贈完為止

TANITA (昌豐國際) 保有活動最後解釋、修改、終止之權利

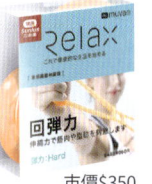

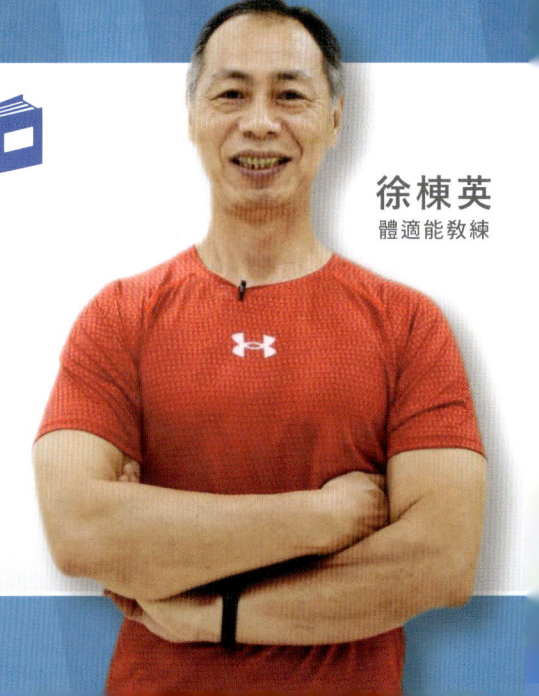

我愛超慢跑

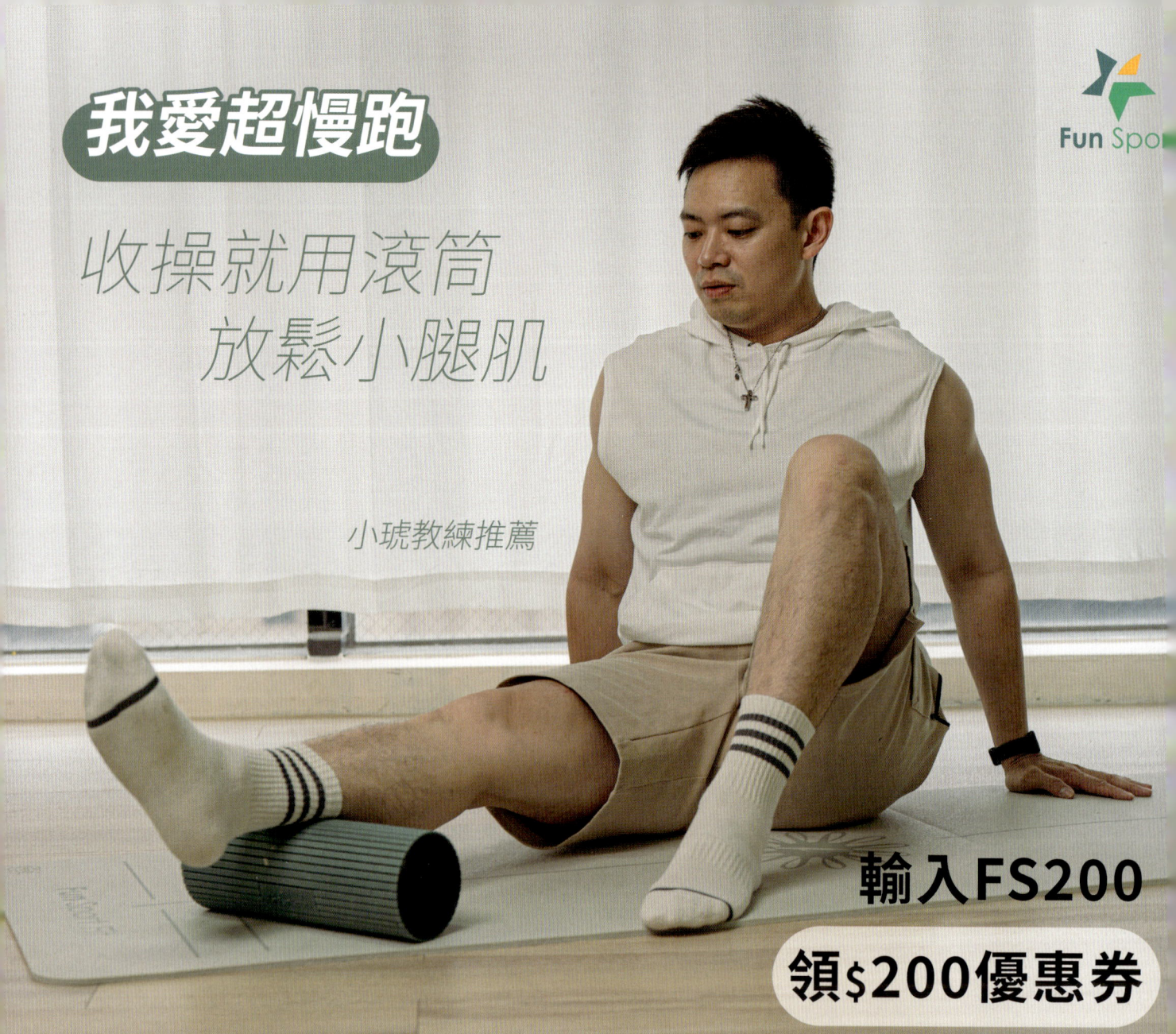

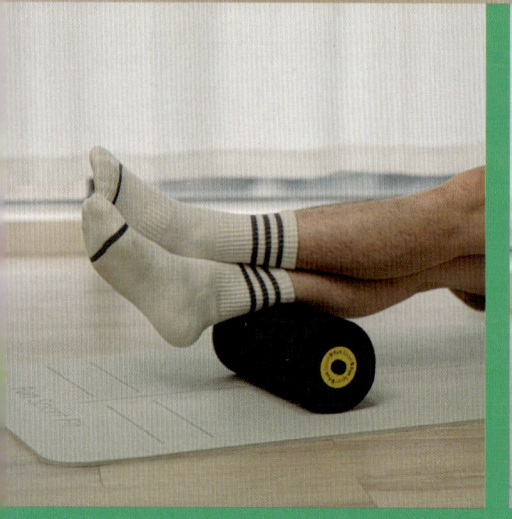

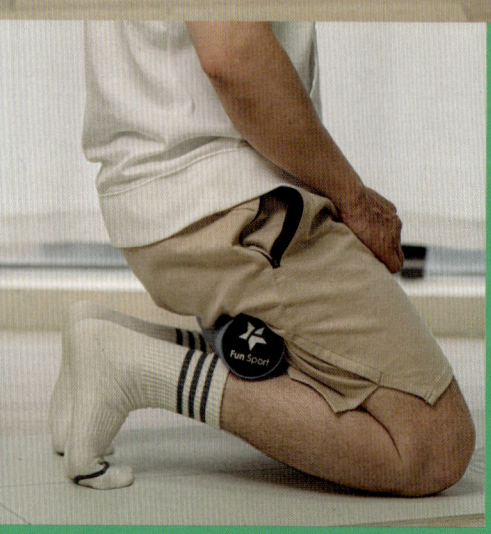

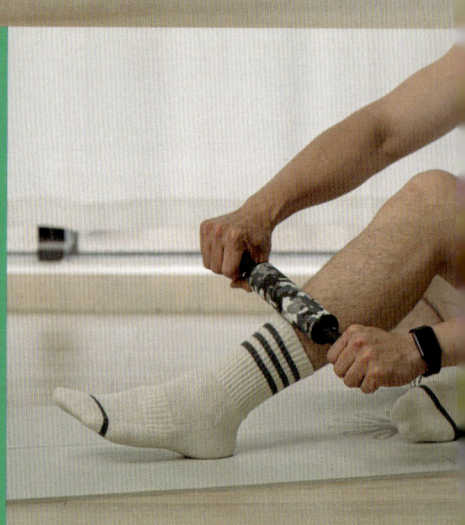

收操就用滾筒
放鬆小腿肌

小琥教練推薦

輸入FS200
領$200優惠券

Fun Sport 全系列滾筒 / 快速恢復肌肉精神
魯克海斯有限公司　02-22408168
網址：www.funsport.com.tw/

來去逛逛>>

正貼郵票

104台北市中山區中山北路二段36巷10號4樓
晴好出版事業有限公司 行銷部收

燃脂、降三高、預防肌少症
每天30分鐘三週立即見效
【全圖解】
核心逆齡
節拍
超慢跑

徐棟英——著

| 讀者回饋卡 |

寄回函，抽好禮！

感謝您購買本書，您的建議是晴好出版前進的原動力。請撥冗填寫此卡，我們將不定期提供您最新的出版訊息與優惠活動。您的支持與鼓勵，將使我們更加努力製作出更好的作品。

讀者資料（本資料只供出版社內部建檔及寄送必要書訊時使用）

姓名： _____ 性別：□男 □女 出生年月日：民國 ____ 年 ____ 月 ____ 日

E-MAIL： _____

地址： _____

電話： _____ 手機： _____ 傳真： _____

職業：□學生　　　　□生產、製造　　□金融、商業　　□傳播、廣告　　□軍人、公務
　　　□教育、文化　　□旅遊、運輸　　□醫療、保健　　□仲介、服務　　□自由、家管
　　　□其他

購書資訊

1. 您如何購買本書？
□一般書店（____ 縣市 ____ 書店）□網路書店（____ 書店）□量販店 □郵購 □其他

2. 您從何處知道本書？
□一般書店　□網路書店（書店）　□量販店　□報紙　□廣播　□電視　□YouTube 影片
□作者 FB　□超慢跑社團　□社群媒體　□朋友推薦　□其他

3. 您購買本書的原因？
□喜歡作者　□對內容感興趣　□工作需要　□其他

4. 您對本書的評價：（請填代號 1. 非常滿意 2. 滿意 3. 尚可 4. 待改進）
□定價　□內容　□版面編排　□印刷　□整體評價　□影片

5. 您的閱讀習慣：
□生活飲食　□商業理財　□健康醫療　□心靈勵志　□藝術設計　□文史哲
□其他 _____

6. 您最喜歡作者在本書中的哪一個單元： _____

7. 您對本書或晴好出版的建議： _____

寄回函，好禮三重抽！

將讀者回饋卡填妥寄回，就有機會獲得精美大獎！

第一重 TANITA BC-771 八合一腳點體組成計
價值 **2,980** 元　抽 20 名
（黑／白兩色隨機出貨）

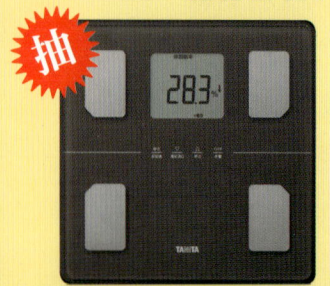

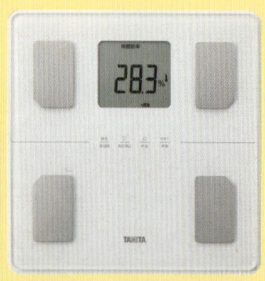

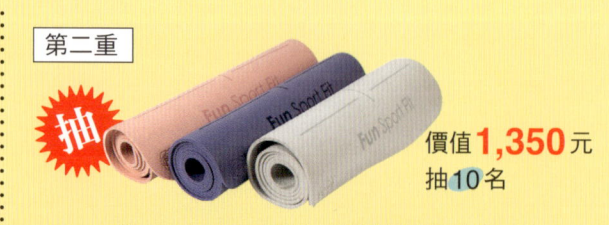

第二重 Fun Sport Fit 伊力雅慢慢練瑜伽墊
價值 **1,350** 元　抽 10 名

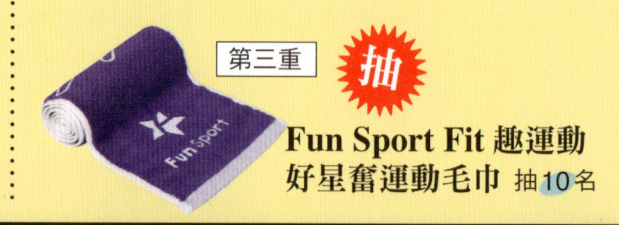

第三重 Fun Sport Fit 趣運動好星奮運動毛巾 抽 10 名

活動截止日期：即日起至 2024 年 11 月 25 日（以郵戳為憑）　得獎名單公布：2024 年 12 月 5 日 公布於「晴好出版粉絲團」